W0393767

TOUT LE MONDE N'A PAS LA CHANCE D'ÊTRE *Vegan*

BIBLIOTHEQUES MÉDIATHÈQUES MULHOUSE
Document éliminé
VENTE INTERDITE

Bibliobus communautaire
S/c de la Bibliothèque-Médiathèque
19 Grand' rue - BP 1109
68052 MULHOUSE Cedex
Document ayant fait l'objet
d'une élimination des collections

613.362
PIE

LAURENCE PIEAU

TOUT LE MONDE N'A PAS LA CHANCE D'ÊTRE *Vegan*

Préface du Dr Jérôme Bernard-Pellet

Mulhouse Alsace Agglomération
Bibliobus

Harper Collins

© 2020, HarperCollins France.

Tous droits réservés, y compris le droit de reproduction de tout ou partie de l'ouvrage, sous quelque forme que ce soit.

Toute représentation ou reproduction, par quelque procédé que ce soit, constituerait une contrefaçon sanctionnée par les articles 425 et suivants du Code pénal.

HARPERCOLLINS FRANCE
83-85, boulevard Vincent-Auriol, 75646 PARIS CEDEX 13
Tél. : 01 42 16 63 63

www.harpercollins.fr

ISBN 979-1-0339-0648-3

À vous. Ce livre vous est dédié. À vous qui, en ayant ce manuel entre les mains, cherchez à vous renseigner sur le véganisme. Vous avez compris qu'en changeant une seule chose, votre alimentation, vous pouvez changer plein de choses : améliorer votre santé, lutter contre la souffrance infligée aux animaux et œuvrer pour l'environnement. Ce sont des gens comme vous qui vont faire changer les choses.

Sommaire

Préface

Végan. Ce mot, pratiquement inconnu du grand public il y a quelques années encore, a aujourd'hui été entendu au moins une fois par tout un chacun.

Ce livre, dans un style simple, didactique et agréable à lire, a pour but de vous faire découvrir les multiples facettes d'un mode de vie en pleine expansion dans la bonne humeur. Le véganisme implique de très nombreux enjeux sociétaux qui vont bien au-delà d'une simple préférence alimentaire personnelle. Nous sommes à une époque charnière où de plus en plus de personnes se posent des questions et aimeraient accomplir des actes concrets afin d'aller dans la direction d'un monde meilleur. Le mode de vie végan a l'ambition d'apporter des solutions accessibles à tout le monde afin de contribuer à diminuer des souffrances inutiles, animales mais aussi humaines. L'autre enjeu majeur est de diminuer fortement notre empreinte écologique, améliorant ainsi les chances de survie de notre civilisation tout en participant à préserver la biodiversité. Tout cela est réalisable sans délai et sans réel investissement financier, en tout cas à l'échelle individuelle. Bien sûr, il faudra un certain investissement personnel en temps passé à étudier la question. Ce livre a la modeste prétention de faciliter une telle évolution, pour ceux et celles qui le souhaitent. Pour les personnes qui ne le souhaitent pas, il leur permettra de mieux la comprendre.

Cet ouvrage offre aussi des réponses pratiques aux questions bien légitimes que se posent les candidats à la végétalisation de leur alimentation ainsi qu'aux autres aspects de ce mode de vie. Le véganisme n'est pas une nouvelle religion intolérante, ni un nouveau dogme clivant et excluant. Appliquer ses préceptes à la lettre est louable, mais il ne donnera jamais le droit de se croire illusoirement supérieur à quiconque. La philosophie végane se veut juste une incitation à progresser sur le chemin de comportements plus compassionnels, plus vertueux pour nous-mêmes, pour les animaux, pour la planète et pour les générations futures. Nos enfants seront aux premières loges pour recueillir les fruits de ce que nous aurons été capables de semer collectivement pour eux. Même si vous ne choisissiez d'appliquer que partiellement cette philosophie, votre nouveau mode de consommation serait une importante contribution à l'intérêt général. Il est fondamental d'encourager le progrès, le moindre mal, et de ne pas accabler celles et ceux qui ne pourront pas aller au bout de la démarche. Oui, peut-être que « tout le monde n'a pas la chance d'être végan » mais peut-être qu'au moins des yeux et des cœurs peuvent être ouverts à une façon plus éthique de concevoir le monde.

Comment une idée novatrice qui semble aller dans le sens de l'intérêt général peut-elle déclencher autant de passions, mêlant sentiments positifs mais aussi vives réactions négatives ? La maladresse, le manque de patience, de diplomatie, de psychologie, de tolérance de certains adeptes du véganisme expliquent une partie des réactions négatives. Une autre explication est qu'elle met en lumière des pratiques peu reluisantes de l'industrie agroalimentaire que nous n'aurions jamais dû laisser mettre en place après la Seconde Guerre mondiale. Leur révélation est à ce point dérangeante que la psychologie humaine déclenche d'inévitables réactions de défense et de déni de réalité. Certains sujets sont très anxiogènes, et celui de l'élevage intensif en fait partie.

L'un des buts de ce livre est donc de dépassionner le débat, de proposer plutôt qu'imposer, d'aplanir certaines difficultés et incompréhensions afin d'être un catalyseur au changement. Car changer est presque toujours difficile, et nous espérons que cet ouvrage rendra le processus plus simple. Contrairement aux apparences, il ne s'agit pas d'un combat contre les éleveurs, eux aussi surexploités, vivant difficilement d'un travail trop souvent ingrat et de plus en plus décrié. Que la main leur soit tendue afin qu'ils puissent bénéficier d'aides à la reconversion vers des filières plus prospères, si tel est leur souhait. Que la stigmatisation et les critiques acerbes leur soient épargnées pour que nous réfléchissions plutôt ensemble à un système agricole moins cruel, moins polluant, meilleur pour la santé humaine et plus respectueux des animaux comme des éleveurs. Il est faux de croire que les végans sont les pires ennemis des éleveurs et du monde agricole. Bien avant que le mot végan soit inventé, le nombre des agriculteurs et des éleveurs avait diminué fortement partout dans le monde. Le nombre d'agriculteurs est passé de 78 % de la population française en 1789 à 2,6 % de nos jours en 2019 ! Il n'est pas difficile de constater que cette évolution drastique est ancienne et n'a que peu à voir avec le véganisme. En revanche, elle a clairement à voir avec une industrialisation à marche forcée et des politiques agricoles et économiques très dures à l'encontre des paysans. Il n'est pas de l'intérêt des éleveurs de se tromper de cible. Parole du petit-fils de paysan que je suis.

Précisons maintenant les vertus d'une végétalisation de l'alimentation. Sur le plan écologique, la grande affaire est qu'il faut fournir grosso modo entre trois et dix kilocalories d'aliments d'origine végétale pour produire en retour une seule kilocalorie d'aliments d'origine animale. Cela signifie que diverses ressources (terres agricoles, pétrole, électricité, céréales et autres végétaux comestibles par l'être humain) sont gaspillées massivement en passant par la filière animale, entraînant des pollutions tout à fait évitables. Par voie de conséquence, une baisse de la production de viande entraînerait une baisse du prix de certaines denrées végétales qu'il ne serait plus nécessaire de donner à manger aux animaux. Ce serait un acte fort de solidarité pour lutter contre la faim dans le monde et améliorer la sécurité alimentaire mondiale.

Médecin nutritionniste, je me suis sous-spécialisé dans les alimentations végétarienne et végétalienne. En tant que scientifique, je puis attester de la viabilité de l'alimentation végane qui consiste à ne consommer que des aliments provenant du règne végétal. Hormis le cas particulier de la vitamine B12, tous les nutriments nécessaires à la vie sont présents dans les végétaux. Cette réalité est reconnue par les autorités sanitaires britanniques qui publient, par l'intermédiaire du National Health Service, des recommandations officielles pour les végans à tous les âges de la vie, adultes comme enfants. Même si la France ne dispose pas encore de telles recommandations, de nombreux articles publiés dans des revues médicales internationales à comité de lecture démontrent non seulement la viabilité mais également tout l'intérêt d'une telle alimentation pour la santé. L'alimentation végane n'a pas la prétention d'être la meilleure alimentation qui soit, ni d'être exempte de points faibles, ni encore d'être la solution à tous les problèmes. Toutefois, intelligemment menée, une alimentation végane peut se transformer en puissant outil de médecine préventive. Que de cas de diabète de type 2, d'hypercholestérolémie ou d'infarctus du myocarde pourraient être évités en végétalisant, même partiellement, son alimentation avec des aliments non transformés. Une étude de suivi de populations publiée le 8 juillet 2013 dans le *JAMA Internal Medicine*, dont l'auteur principal est le Dr Michael J. Orlich, a pu mettre en évidence une augmentation de l'espérance de vie parmi les végans. Voilà qui est plus que rassurant quant au potentiel d'une telle démarche !

J'espère que ces promesses multiples vont vous inciter à lire cet ouvrage au-delà de la préface afin d'étancher votre soif de comprendre et d'apprendre. Et peut-être qu'un jour vous aussi aurez la chance d'être végan !

Dr Jérôme Bernard-Pellet

Mulhouse Alsace Agglomération
Bibliobus

INTRODUCTION

Il y a deux ans à peine, je pensais que l'agar-agar était une montagne du Pakistan, l'aquafaba, une danse espagnole et la spiruline, une substance illicite. Je sais aujourd'hui que ce sont, dans l'ordre, un substitut de gélatine qui permet de faire des pâtisseries, un jus de pois chiches servant à faire monter des blancs en neige et un dérivé de microalgues qui est un des aliments les plus protéinés qui soient. Et alors, me direz-vous ? Et alors, j'ai enlevé de mon alimentation la viande, le lait et les œufs. J'ai commencé une relation sérieuse avec les épinards en branche et je me sens beaucoup mieux. Dans mon corps et dans ma tête.

C'est vrai, quand on y pense : quel autre mode d'alimentation vous permet d'avoir de bonnes artères et moins de risques de développer certains cancers, du diabète de type 2, d'avoir une plus jolie peau, un meilleur sommeil, une plus grande capacité de concentration, de vieillir mieux, d'œuvrer pour réduire la souffrance animale et de lutter contre le dérèglement climatique ? Personnellement, j'y pense quand même pas mal mais je n'ai pas trouvé. Si vous, c'est le cas, dites-moi ! Vous pouvez fermer le robinet en vous brossant les dents, éteindre les lumières en quittant une pièce et prier pour l'Amazonie sur Twitter, Facebook ou Instagram : rien ne sera plus efficace pour protéger l'environnement que ne plus manger de viande. L'élevage est responsable, a minima, de 14,5 % des émissions globales de gaz à effets de serre[1].

Sans oublier bien sûr que, en ce qui concerne le poids, le véganisme a bon sur toute la ligne ! Vous pouvez vous épuiser à enchaîner les régimes, vous condamner à grossir, maigrir puis regrossir, rien ne sera meilleur sur le long terme qu'une alimentation végétale où vous ne compterez plus les calories et mincirez sans vous en rendre compte. Et ça, beaucoup d'entre nous y sommes sensibles...

Voici quelques chiffres concernant notre beau pays. En France, on consomme 87,5 kg de viande[2] par habitant et par an[3]. Près d'un tiers des Français se dit flexitariens[4] et 2,5 % de la population française serait végétarienne ou végane[5]. C'est un petit chiffre au regard des réactions très tranchées – voire des railleries – que suscite le véganisme, mais il est plutôt bon pour un pays comme le nôtre avec une culture viandarde.

Mais qu'est-ce qu'un flexitarien ou un végan, en fait ? Les flexitariens sont des gens qui déclarent manger de la viande, mais occasionnellement. Les végétariens, quant à eux, ne mangent plus ni viande ni poisson. D'autres franchissent l'étape suivante en se déclarant végétaliens, et ils bannissent alors de leur alimentation les produits d'origine animale : viande, poisson, crustacé, lait ou œufs. D'autres, enfin, deviennent végans et ont un engagement qui va au-delà de l'alimentation et englobe le mode de vie. Les végans refusent tout ce qui est d'origine animale. Ils ne portent ni cuir, ni fourrure, ni soie. Ils ne consomment pour la plupart pas de miel, et ne vont pas au cirque ou à tout autre spectacle impliquant une exploitation animale. Pour beaucoup d'entre nous, ce cheminement prend des années. Une révolte face à la souffrance animale, dont on a pu prendre conscience grâce à l'infatigable travail de L214 et de nombreuses autres associations.

Certains pensent que nous ne mangeons que du houmous, des soupes, du chou kale et des falafels. D'autres imaginent que nous avons une obsession pour les graines et que nous sommes aussi tristes que l'éclairage d'un magasin bio. D'autres nous prennent pour des fous, des gens « en marge », irascibles et un tantinet radicalisés.

Suis-je « radicalisée » ? Extrémiste ? Je ne le crois pas. Même pas militante dans l'âme, pour tout avouer ! Mais je sais qu'avec mon portefeuille (pas en cuir) et ma façon de consommer, je peux agir. Pour ma santé et pour plein d'autres choses.

J'ai quitté mon job de directrice de rédaction de magazines people et télé pour monter un nouveau média, *Alternative Vegan*. Je m'attendais à des moqueries, je n'en ai eu qu'une, et encore gentille : « Tu as été touchée par la quête de sens qui nous guette tous désormais ? » m'a taquinée un confrère. J'ai surtout senti que c'était le moment ! Des personnes dont je ne soupçonnais pas l'engagement, des journalistes que je ne connaissais que de loin se sont manifestés. Certains m'ont dit : « Je viens bosser avec toi, même gratos ! », d'autres m'ont écrit de gentils messages. Le premier directeur artistique de *Closer*, que j'avais perdu de vue il y a quinze ans, m'a envoyé un mail pour me raconter sa nouvelle vie végane, à la campagne, où il fait du télétravail. Dans ma boîte mail, les mots d'encouragement se sont succédé… Comme ceux d'une armée. Une armée bienveillante et secrète, qui ne veut pas la ramener. Parce qu'elle ne se reconnaît pas, comme moi, dans la caricature bien commode et bien récurrente que la société fait des végans.

Des gens radicalisés existent, certes. Évacuons ce sujet dès le début de ce livre. Ils sont révoltés et il y a de quoi, je les comprends. Mais tous les végans, aussi révoltés qu'ils soient, ne sont pas nécessairement violents ou extrêmes. Loin de là ! De la même façon que tous les mangeurs de viande ne se repaissent pas d'entrecôtes en se foutant de tout le reste, y compris de la souffrance animale, les végans ne sont pas des exaltés qui se réjouiraient des difficultés des éleveurs. Le monde n'est pas partagé entre les saints qui ne consomment pas de produits animaux et les salauds qui les consomment (ou l'inverse, selon le point de vue). Qui sommes-nous pour lancer des injonctions et porter des jugements hâtifs ? La plupart d'entre nous ont aussi, dans une autre vie, aimé la viande, mangé des œufs, bu du lait. Et puis tout le monde n'a pas le même rapport à la nourriture, la même capacité à changer.

Ce que j'ai remarqué, c'est que la majorité des végans est silencieuse. Et que bienveillante, elle l'a été avant même que le mot ne devienne à la mode chez les politiques comme chez les jurés de télé crochets. Enfin, qu'elle a fait le tri depuis longtemps entre les recommandations officielles, le travail d'influence et de désinformation des lobbies d'une part, et la réalité de l'autre.

Aujourd'hui encore, le Programme National Nutrition Santé (PNNS), qui édicte les recommandations nutritionnelles en France – les cinq fruits et légumes par jour, c'est lui – explique que le végétalisme provoque des carences. Une position spécifiquement française, s'indignent de plus en plus de médecins, qui soulignent que ce type d'alimentation est banalisée dans de nombreux pays. Ils rappellent la décision, fondatrice, de l'Académie américaine de nutrition et de diététique (nous y reviendrons) de présenter l'alimentation végétale comme « saine », « adéquate sur le plan nutritionnel » et « peut-être bénéfique pour la prévention et le traitement de certaines maladies ». Et ce, pour les enfants, les ados et les adultes (femmes enceintes comprises). « Comment peut-on défendre que c'est très dangereux en France alors que c'est tout à fait possible en Angleterre ? » s'étrangle le Dr Bernard-Pellet, qui fut le premier – et encore aujourd'hui l'un des rares – à prendre la parole sur le véganisme dans notre pays. « En se basant sur la même littérature scientifique, on arrive à des conclusions diamétralement opposées ! » ajoute-t-il. Ah, elle est belle, l'exception française !

Il ne s'agit évidemment pas d'affirmer que devenir végan est la solution à tout, mais de dire que cette alimentation-là est possible. Dans un monde où des bovins sont élevés dans des « fermes » à étages – en réalité des immeubles –, nous n'aurons de toute façon pas d'autre choix dans quelques années que de réduire notre consommation carnée. Nous mangeons quatre à cinq fois plus de viande que nos grands-parents et parents, et la planète ne pourra bientôt plus subvenir aux besoins d'une population en overdose de viande. Le lobby environnemental Novethic[6], par exemple, liste sur son site les recommandations (assez extrêmes) qui permettraient de s'aligner sur les recommandations du Groupe d'Experts Intergouvernemental sur l'Évolution du Climat (GIEC). L'une d'entre elles ? « La consommation de viande doit passer de 90 kg à 25 kg par personne et par an. » Les industriels le savent, Bill Gates et le P-DG de Virgin Richard Branson en tête, eux qui investissent dans la viande artificielle. Plus révélateur encore : Tyson Foods, le plus gros producteur de viande aux États-Unis, les a imités en misant sur la start-up Beyond Meat, qui fabrique des substituts alimentaires à base de plantes avant de lancer sa propre gamme végétale[7].

À Hollywood, les stars s'engagent pour le véganisme – en France, les people ont pour l'instant plus de mal. L'acteur Joaquin Phoenix prend régulièrement la parole sur le sujet ; Ryan Gosling refuse de porter à l'écran un blouson en cuir ; Jessica Chastain a rallié sa maman qui tient un foodtruck végan en Californie ; sur Instagram, Michelle Pfeiffer remercie son régime végan de la faire paraître vingt ans de moins…

Vous et moi ne sommes pas des stars. Personne ne se dévoue pour préparer nos plats, faire nos courses et dénicher ce « petit producteur » qui est censé nous rassurer sur la traçabilité des produits achetés. Nous sommes des végans dans la vraie vie, ou des personnes intéressées par la cause et éventuellement tentées de s'y mettre. Qui dit vraie vie, dit un boulot, pas forcément de temps à passer en cuisine, et encore moins sur des tables de nutrition ! C'est pourquoi je veux vous montrer, ici, que c'est beaucoup moins compliqué que tout ce que l'on vous a raconté.

Je ne vais pas vous mentir : il y a deux, trois petites choses à savoir. Il est notamment important de se supplémenter en vitamine B12, de faire attention au calcium et, dans une moindre mesure, à l'iode et au zinc. Mais il n'est aucune autre carence, et surtout pas en protéines ou en fer, qu'on ne puisse gérer ! Le Dr Sébastien Demange, membre de la commission nutrition santé de l'Association végétarienne de France, le résume très bien : « Dans l'alimentation végétale, comme dans toute alimentation, il y a des points de vigilance », explique-t-il. « Comme dans toute alimentation », insiste-t-il. D'ailleurs, savez-vous que la majeure partie des Français, tous régimes confondus, est carencée ? Qu'étant nourris avec des aliments bien moins riches en minéraux qu'il y a cinquante ans, nous sommes tous supplémentés sans le savoir, à coups d'iode versé dans le sel, de vitamine D mélangée au beurre ou de calcium rajouté un peu partout ?

Une alimentation végétale (quand on parle d'alimentation, on parle d'alimentation végétale et non végane) est-elle viable ? Comporte-t-elle un risque de carences ? Comment l'articuler par rapport à une alimentation « classique » ? Quelles sont ses conséquences sur la santé ? Ce livre est là pour répondre à toutes ces questions que, légitimement, vous vous posez.

J'ai parfois illustré des passages de cet ouvrage par des expériences personnelles. Non pas que je sois exemplaire (j'aimerais bien, mais personne ne le croirait, même pas mon père), mais parce que si j'y suis arrivée, moi qui étais tellement loin de tout cela, vous le pouvez aussi.

Il n'y a pas une « bonne » et une « mauvaise » façon de devenir végan, des choses que nous avons « le droit » ou « pas le droit » de faire. Il n'y a pas non plus de « police végane » qui vous filera un coup de Taser si vous dérapez. Faites – évidemment – comme vous le voulez, comme vous le pouvez. À vous d'imaginer votre propre façon d'être végan.

Il va m'arriver aussi de citer des marques, à titre purement indicatif. Sachez qu'aucune ne m'a rémunérée pour que je parle d'elle ou offert des baskets véganes à vie (je suis d'ailleurs presque vexée qu'elles n'aient même pas tenté !).

Tous les passages sur la santé de ce livre ont été relus par des médecins. Ce ne sont pas forcément les docteurs les plus médiatiques mais ceux qui savent de quoi ils parlent. Ils sont pour la plupart généralistes, au contact quotidien de leurs patients. Des incorruptibles qui ne roulent pas sur l'or et ne se font pas arroser par les lobbies (qui les savent perdus pour la cause). Des professionnels qui pointent le manque de formation des médecins français sur la nutrition durant leurs études, où le végétarisme, et encore plus le végétalisme, sont oubliés.

« Il y a une désinformation faite par omission », déplore le Dr Ludivine Buhler. Elle se souvient parfaitement que ses cours à la fac portaient plutôt sur la dénutrition, notamment chez les personnes âgées, et qu'ils « n'évoquaient même pas les personnes qui pouvaient faire le choix d'un autre type d'alimentation ».

Ces médecins-là sont allés au-delà de leur enseignement, de leur propre chef, en lisant notamment une littérature anglo-saxonne sur le sujet. Ils sont à contre-courant. Et ils sont de plus en plus nombreux.

Il est fort possible que votre médecin de famille vous ait déjà conseillé de prendre de la viande rouge pour « être en bonne santé ». Un bon steak pour avoir la frite, quoi ! Aujourd'hui, les études les plus sérieuses, qui seront citées plus loin, disent le contraire.

Je ne vais pas dans ce livre vous abreuver de questions éthiques et dogmatiques – d'autres l'ont fait bien mieux que je ne le ferais jamais. Je ne vais pas disserter sur la mâchoire de l'homme préhistorique (sommes-nous ou pas faits pour manger de la viande ?). Et je vais essayer de ne pas vous noyer sous les chiffres. J'ai aussi décidé de n'interroger que des partisans du véganisme : les opposants ont déjà si largement la parole... Il y aura peut-être des passages où il faudra s'accrocher – je pense notamment aux comptes rendus d'études scientifiques qui pourront vous sembler abscons. Mais je fais état d'études très récentes sur les bienfaits du soja et la valeur nutritionnelle des œufs.

Ne zappez pas. L'idée n'est pas de culpabiliser mais d'expliquer. Laissez-moi l'occasion de vous montrer tous les bénéfices que l'on peut tirer d'une autre façon de s'alimenter. Avec raison et compassion. Tout le monde n'a pas la chance d'être végan. Mais il est à la portée de tous d'essayer.

QUE FAIRE QUAND SON MÉDECIN NE CAUTIONNE PAS ?

Le dire ou ne pas le dire, telle est la question. Jeune médecin, le Dr Sébastien Demange, de l'Association végétarienne de France, a rédigé sa thèse sur la relation entre les patients adeptes du régime végétal et leurs médecins. Il a interrogé 1 500 patients et constaté le malaise. « Pour les deux tiers », m'explique-t-il, « la discussion s'était mal passée. Un tiers de patients étaient en effet en conflit avec le médecin qui leur disait, sans fondement scientifique, que pour être en bonne santé, il fallait manger de la viande. L'autre tiers, en raison d'une malheureuse expérience passée, avait choisi de ne plus dire à leur médecin qu'ils étaient végétariens. Quand on en arrive là, il n'y a plus de confiance, et les gens ont tendance à cacher leurs symptômes. » J'ai posé la question aux membres du groupe Facebook d'Alternative Vegan. Il en ressort que, lorsqu'ils se font sermonner par un médecin qui désapprouve leur régime, les végétariens et plus encore les végans qui n'ont pas d'autre docteur sous le coude choisissent de ne plus aborder la question. Un non-dit s'installe, qui est dommageable. Il y a aussi des végans qui, sûrs de leur fait, laissent dire quand on leur brandit le risque de carences. C'est le cas d'Isabelle qui considère que ses « bilans sanguins parlent pour elle ». Il y a enfin ceux qui préfèrent faire des kilomètres pour rendre visite à un médecin ouvert à l'alimentation végétale et dont ils savent qu'il ne les jugera pas. C'est sûrement la solution la plus sage, mais il y a encore peu de spécialistes en alimentation végétale en France, même si les choses sont en train de changer.

Je n'étais pas programmée pour être végane

Je suis une femme, j'aime la mode, les sacs en cuir, la bonne cuisine, le vin.

Je n'aime pas spécialement faire la cuisine – je n'ai pas le temps – et je ne me suis jamais intéressée à la nutrition. Longtemps, j'ai même mangé n'importe quoi, n'importe comment. J'ai appris à cuire mon premier poulet à trente ans (j'adorais la viande, vraiment), réussi à distinguer un oignon d'une échalote à quarante. J'ai multiplié les régimes protéinés à deux semaines des vacances, déjeuné de Kinder Country et de fraises Tagada. La cata. Ou la malbouffe décomplexée, au choix.

J'aime mes deux chats d'abord, les animaux dans leur ensemble ensuite. Il y a peu de temps encore, il ne m'était pourtant jamais venu à l'idée de prendre un engagement quelconque en faveur de la cause animale.

Pour faire simple, le végétalisme et plus encore le véganisme étaient pour moi une affaire de bobos, un terne combat d'Occidentaux bien nourris, pâles comme un morceau de tofu et tristes comme un jour sans pain complet. Les végans se résumaient pour moi à ceux qui arrosent de peinture rouge les devantures des boucheries – bio ! – de quartier ; les filles étaient « roots » avec leurs chaussures plates ; les pulls des garçons n'étaient que peluches ; et tous avaient le verbe haut, débitaient des discours accusateurs et culpabilisants…

C'est une interview avec le journaliste Franz-Olivier Giesbert, grand défenseur des animaux, qui m'a d'abord fait réfléchir. Puis un camion rempli de volailles aux becs coupés, doublé sur une autoroute à Toronto, m'a fait basculer. Sur cette autoroute, je me souviens avoir eu honte. Je me souviens m'être dit : « Un jour, ils voudront se venger. » J'étais même à deux doigts de le souhaiter. Finalement, face à l'escalope de veau dans mon assiette, j'ai fini par ne plus voir qu'un cadavre. Pour beaucoup de végans, la prise de conscience commence comme ça.

OK, très bien, me direz-vous. Mais pourquoi partager avec vous un peu de mon histoire ? Parce que si ça m'est arrivé à moi, qui suis plutôt conservatrice, qui n'ai pas une âme agitatrice, et qui étais si éloignée de tout ça, ça peut vous arriver à vous aussi. Je n'étais pas programmée pour devenir végane. Du tout.

J'ai grandi entre l'Afrique et la France dans les années 1970-1980. Mon père est né dans une famille de paysans de la Sarthe. Un début de vie rude où l'on se contente de ce que l'on a dans l'assiette et où il est indécent de pinailler sur la nourriture tant que l'on mange à sa faim. L'armée a été son échappatoire vers l'instruction et la culture, et une vie meilleure et aventureuse. Ma mère est pied-noire : le couscous au mouton et le méchoui dégusté les pieds dans le sable, sur la plage, ont rythmé mes dimanches d'enfance. Manger de la viande était encore un signe d'aisance (et pourtant, je ne suis pas si vieille !).

Lorsque je suis rentrée d'Afrique pour la métropole, les premiers fast-foods (Quick, McDonald's) arrivaient en France. Avoir du Coca chez soi était alors un luxe. Aller déjeuner ou dîner dans ces enseignes, c'était grisant, comme un petit voyage en Amérique ou en Angleterre.

Lorsque j'allais à la ferme, chez mon oncle, je côtoyais un autre monde, un vieux monde qui subsistait : je vivais des moments précieux à nourrir les lapins dans leurs clapiers – et à les laisser s'échapper parfois –, à ramasser les œufs à la main, à être réveillée en plein milieu de la nuit pour aller voir une vache vêler dans l'étable. Voir un petit veau à peine sorti du ventre de sa mère, tentant, tremblant et humide, de tenir sur ses pattes, est l'une des choses les plus émouvantes que j'ai vues de ma vie. Je suis sûre que tous les petits citadins qui ont passé des vacances à la ferme me comprennent…

Pendant tout ce temps où j'ai mangé de la viande, je n'ai jamais fait consciemment le lien entre les lapins dans mon assiette et ceux que je nourrissais ou les veaux que je voyais naître et ceux que je cuisinais.

Aujourd'hui, je suis une végane dans la vraie vie. Je mange avec des collègues, j'ai des déjeuners professionnels où les autres convives me demandent gentiment si ça ne me dérange pas qu'ils mangent une entrecôte en face de moi – sérieusement, c'est votre choix ! –, je dîne avec des amis qui savent que je ne veux rien leur imposer. Je partage ma vie avec un homme qui est devenu quasiment végétarien ; j'ai des beaux-enfants et un fils carnivores, même si ce dernier, depuis qu'il vit en Angleterre, achète parfois les boulettes végétales de Linda McCartney (et ça, c'est *so chic* !).

En gros, je leur fiche la paix à tous. Mon véganisme est tolérant, à la cool, guidé par l'idée que l'on fait comme on veut, comme on peut, à son rythme. Je n'ai pas envie de « convertir » et, d'ailleurs, je n'aime pas ce terme. L'utiliser est un fabuleux cadeau fait à la pensée dominante qui, aidée par les lobbies, aime à caricaturer les végans. Je ne donne aucun conseil, sauf quand on me les demande. Et franchement, je vous conseille (d'accord, je vois le paradoxe...) de faire pareil. C'est en vous côtoyant et en vous voyant si bien dans votre nouveau mode de vie que les gens seront convertis.

Je suis en meilleure santé que je ne l'ai jamais été. J'ai atteint le poids que j'ai toujours voulu, et, passé la cinquantaine, il n'a pas bougé. Ne vous précipitez pas sur Google Images, s'il vous plaît, pour taper mon nom et voir à quoi je ressemble !

Mais la question, ce n'est pas moi, c'est vous. Où en êtes-vous ? Êtes-vous omnivore, flexitarien, végétarien, végétalien ? En êtes-vous simplement au stade où vous vous interrogez parce qu'une enquête sur la viande, un livre sur l'alimentation ou une vidéo sur la souffrance animale vous a profondément chamboulé ? Parce que vous avez intégré que la meilleure médecine, c'est l'alimentation, mais qu'il faut pour cela savoir ce qu'elle contient ?

Si les scandales sanitaires des dernières années vous ont ébranlé, si vous êtes sensible à la cause animale, si vous êtes persuadé qu'arrêter de manger de la viande est la façon la plus efficace de protéger l'environnement, alors... vous pensez déjà comme un végan !

PEUT-ON ÊTRE « DISCRIMINÉ » AU TRAVAIL QUAND ON EST VÉGAN ?

Petites moqueries quotidiennes, railleries au moment du repas de midi avec les collègues, harcèlement... Peut-on se dire discriminé en raison de son véganisme ? Peut-être, à condition de vivre en Grande-Bretagne ! Début 2020, la justice britannique était saisie pour statuer sur le cas de Jordi Casamitjana, cinquante-cinq ans, qui estimait avoir été licencié en raison de ses convictions véganes. Le tribunal prud'homal de Norwich (Est de l'Angleterre) a rendu une décision qui a fait date. Il a en effet estimé que le véganisme constituait une « croyance philosophique », ce qui signifie que cette croyance est désormais protégée outre-Manche par la législation contre les discriminations. Dès lors, a commenté l'avocat du plaignant, toute insulte envers des végans éthiques « pourrait être perçue comme du harcèlement de la même manière qu'une insulte raciste ou sexiste peut être discriminatoire ». En France, aucune affaire de ce genre n'a (encore ?) fait jurisprudence...

Comment sauter le pas sans trop de difficultés ?

Il n'y a pas une « bonne » et une « mauvaise » façon de devenir végan, mais il y a tout de même deux ou trois règles à connaître.

D'abord, il vous faut savoir que vous ne serez pas parfait – surtout au début –, car les produits animaux sont partout. Il y aura des soirs où vous aurez englouti une pizza aux légumes et où vous n'auriez jamais imaginé que la pâte puisse être faite avec du lait. Il y aura des moments où vous vous serez fait avoir par un étiquetage « végétal » avant de vous rendre compte qu'il y avait de l'œuf dedans. Il y aura des après-midi dans une manifestation quelconque où, affamé, vous ne trouverez rien d'autre à manger qu'une tartine « végé » recouverte de fromage fondu et à laquelle vous céderez.

Ensuite, sachez que nous ne sommes pas dans un concours. Nous ne jouons pas à « Je suis plus végan que toi », comme le dit Tobias Leenaert, créateur de l'influent blog végan *Strategist*[8], qui défend un véganisme moins dogmatique et plus pragmatique. Je pense comme lui que l'on ne gagne rien à se vouloir un modèle de vertu.

La *vegan police* va détester que j'écrive cela mais je m'en moque comme de mon premier bout de tofu : il y a peut-être des moments où vous craquerez, où vous mangerez de la viande pour retrouver ce goût que vous aimiez, où vous ne saurez pas dire non à la fondue savoyarde qu'un de vos amis aura préparée. Vous commencerez probablement comme la plupart d'entre nous par être végétarien puis végétalien et, au bout de quelques années, végan. Tout est une question d'arbitrage personnel. Je n'ai eu aucun mal à arrêter la viande mais beaucoup plus à faire une croix sur le fromage parce que je ne me rendais pas bien compte de toute la souffrance qu'il y avait derrière. Chacun a ses limites, sa perception ; chacun a ses failles aussi.

Je vous conseille également de prévenir votre entourage que vous changez d'alimentation. Allez-y toutefois doucement sur les détails sanglants, si votre principale motivation est la souffrance animale. C'est d'abord et avant tout un choix personnel et beaucoup ne sont pas prêts ou ne veulent pas savoir comment la viande arrive dans leur assiette. Si vous préférez ne pas expliquer – « C'est comme la religion, c'est trop perso », m'a confié un ami – ou si vous sentez que ça va être compliqué, eh bien, ne dites rien, voire inventez-vous une intolérance alimentaire.

Être intransigeant, cassant, décortiquer tous les plats au restaurant, assaillir de questions le serveur, être le casse-bonbons de service… Tout cela colle parfaitement avec l'idée largement répandue du végan qui ne lâche jamais rien et qui complique la vie de tout le monde. Au point que dîner avec lui devient un calvaire. Si vous êtes invité chez des amis et qu'ils se mettent en quatre pour vous préparer un plat végan qui ne l'est finalement pas vraiment, faites à votre tour un effort et mangez-le quand même si cela vous est possible.

Je partage la révolte, profonde, sincère, de ceux qui ne supportent plus l'abominable souffrance que nous infligeons à ces animaux que nous n'avons pas besoin de manger pour vivre. Je comprends ceux qui en ont assez des reculades politiques sur le sujet et qui ont le sentiment que rien n'avance, jamais… Pourtant, je reste persuadée que cette intransigeance peut faire fuir plus de personnes qu'elle n'en peut rassembler autour de cette cause.

Enfin, si vous passez trop brutalement d'une alimentation à une autre, si vous mangez tout à coup trop de végétaux, votre intestin risque d'avoir du mal à suivre. Nous ne sommes pas habitués à une telle quantité de fibres alimentaires : vous risquez d'avoir la diarrhée et des gaz (ça y est, j'ai enfin écrit un livre avec les mots « diarrhée » et « gaz » dedans !). Si c'est le cas, rassurez votre entourage – ça ne durera pas – et faites une transition moins rapide le temps (quelques semaines) pour votre flore intestinale de s'acclimater. Gardez en tête aussi, même si aucune étude ne le prouve, qu'il n'est pas exclu que le végétalisme ne convienne pas à certaines personnes.

Être végan peut-il m'empêcher de draguer ?

J'aimerais vous dire que non, mais je pense que si vous vivez en France, la réponse est oui. D'après le rapport annuel 2019 « Year in swipe » rendu par Tinder*, s'impliquer dans la lutte pour l'environnement est un vrai plus pour « matcher ». En revanche, le véganisme peut faire peur. Sarah, vingt-quatre ans, cliente de l'appli, explique par exemple que se soucier de l'environnement est très attractif. Mais elle précise : « Si quelqu'un mentionne la question de l'environnement sur son profil, cela va à coup sûr attirer mon attention puisque je suis également très préoccupée par cette question. Mais si c'est un·e militant·e d'Extinction Rebellion, par exemple, ou un·e végan·e, j'aurais peur que cette personne ne soit pas drôle ou me culpabilise au lieu de m'apprendre à mieux agir. » En France, il existe un site de rencontres pour végétariens et végans : Vegaia. Créé en 2008, ce site payant (1 € par mois) réunit aujourd'hui 7 000 membres. Alex, le fondateur, assure que « plusieurs bébés Vegaia sont nés ». Veganific, un Tinder végan (disponible sur Android et IOS), est de son côté pour l'instant cantonné aux Pays-Bas et à la Flandre, mais son extension ne devrait pas tarder. Jorn De Vries, développeur néerlandais végétarien, en a eu l'idée lorsqu'il s'est rendu compte que fréquenter des omnivores débouchait souvent sur des tensions. À croire que l'alimentation, on en fait tout un plat !

* Mylène Wascowiski, « Pour "matcher" sur Tinder, mieux vaut être écolo », *TerraFemina*, 6 décembre 2019.

Ce qu'en disent les scientifiques (ou plutôt les lobbies)

Les études scientifiques se suivent et ne se ressemblent pas. Elles se contredisent et c'est voulu. Dans le domaine de la nutrition, tout est fait pour vous embrouiller. Les géants de l'agroalimentaire pratiquent en effet, à travers les experts qu'ils rémunèrent, ce que l'on appelle le *cherry picking* (littéralement « choisir les cerises »). En l'occurrence, il s'agit de se servir d'une étude en la présentant aux non-spécialistes de façon biaisée, en ne retenant que ce qui vous arrange en fonction de vos intérêts. Puis de faire des communiqués de presse en jouant sur la sémantique, en utilisant certains termes plutôt que d'autres pour entretenir à dessein le doute auprès du grand public. Quel journaliste, quel influenceur aura le courage de lire une étude en anglais (le vocabulaire de la science est anglo-saxon) bourrée d'annexes et de renvois à des publications scientifiques ?

Dans *The Game Changers*, un documentaire diffusé sur Netflix en septembre 2019, le Dr Terry Mason, chef du département de la santé publique du comté de Cook aux États-Unis, expliquait qu'en matière de désinformation, l'industrie agroalimentaire utilise aujourd'hui les mêmes techniques que jadis l'industrie du tabac : « Avec des preuves scientifiques accablantes reliant les aliments d'origine animale aux nombreuses pathologies mortelles », explique-t-il, « j'ai découvert que l'industrie de la viande, des produits laitiers et des œufs finançait secrètement des études niant ces preuves [...], utilisant les mêmes armes que l'industrie du tabac en son temps. »

Aux États-Unis comme en France, le schéma est le même : qu'une étude pro végétarisme émerge et vous verrez des médecins médiatiques bondir comme des ressorts pour la contester. Ce sont des médecins qui sont liés à des lobbies (certains l'assument, d'autres pas). Dans ce même documentaire, le Dr David Katz, fondateur du centre de recherche sur la prévention de l'université de Yale, souligne : « La formule fonctionne bien pour ceux qui vendent la nourriture. Elle fonctionne également pour ceux qui vendent des médicaments contre les maladies, et elle marche aussi pour les médias qui racontent une nouvelle histoire chaque jour et sèment la confusion, et pas par accident. » Cette action des lobbies est assumée. En France, comme partout ailleurs, les lobbies entretiennent à dessein la confusion dans les esprits pour tout ce qui a trait à la nutrition. Parce que tout est bon pour tourner en dérision les végans, les lobbies inventent parfois des mots. Un bon exemple est l'orthorexie, ou « la volonté obsessionnelle d'ingérer une nourriture saine et le rejet systématique des aliments perçus comme malsains ».

Le Dr Bernard-Pellet précise : « L'orthorexie ne fait pas partie des maladies psychiatriques répertoriées officiellement par l'Association américaine de psychiatrie qui édite un *Manuel diagnostique et statistique des troubles mentaux*. Et pourtant, les multinationales la mettent en avant pour ridiculiser le fait de bien manger. Certains tentent d'assimiler les végans aux orthorexiques. Si vous vous vautrez chez McDo ou KFC, vous êtes quelqu'un de joyeux et sociable, si vous apportez un soin particulier au bien manger, vous relevez d'une maladie psychiatrique. » Dingue, non ?

Savez-vous quel est le budget d'Interbev, l'Association nationale interprofessionnelle du bétail et des viandes en France, pour la seule partie communication ? Accrochez-vous : le chiffre est de 20 millions d'euros[9].

Pourtant, aujourd'hui, malgré tout l'argent dépensé pour promouvoir les produits animaux, tout le monde s'accorde à reconnaître les bienfaits d'un régime à dominante végétale. Le Dr Jérôme Bernard-Pellet, cité plus haut, intervient abondamment dans les passages consacrés à la santé dans cet ouvrage. Jeune diplômé, il a commencé à s'intéresser à ce type de régime alimentaire parce qu'il s'inquiétait pour la santé de ses patients végétariens et végétaliens. Au fil des années, il s'est documenté sur le sujet, a passé son diplôme de nutritionniste et s'est converti au végétalisme. Aujourd'hui, les salles où il donne ses conférences affichent complet une demi-heure avant la fermeture des portes. Elles sont remplies de plusieurs centaines de personnes pleines d'intérêt et d'autant de questionnements : de jeunes parents se demandant – et on les comprend – si une telle alimentation ne provoque pas de carences chez leurs enfants, des quadragénaires obnubilés par leur bilan sanguin, des quinquagénaires ou sexagénaires intéressés par l'idée de vieillir mieux... De vieillir sans bourrer leur pilulier de la quantité impressionnante de cachets que, chaque jour, ils ont vu leurs parents et grands-parents gober.

Le véganisme, un tabou français ?

Renoncer à une alimentation carnée en France, au pays du camembert et du saucisson, c'est comme entrer en résistance. C'est en tout cas rejoindre les rangs d'une minorité. Vous dérangerez, vous rencontrerez de l'incompréhension, vous aurez même peut-être l'impression de faire de la peine en refusant le gigot de Pâques de votre maman. Tenez bon : vos proches vous aiment et ils sont soit dans l'incompréhension, soit, pour la plupart, simplement inquiets.

C'est bien normal, tout est fait pour les effrayer. Dans ses recommandations officielles, le Programme National Nutrition Santé fait service minimum. Sur son site, il est en effet très difficile de trouver des informations sur les alimentations végétariennes et végétaliennes. Il n'y a pas de section dédiée, juste un paragraphe qu'on ne trouve qu'en fouillant péniblement[10].

En Angleterre, les choses sont bien différentes : le National Health Service, l'équivalent de notre ministère de la Santé, n'en fait pas l'apologie, mais explique qu'on peut consommer une alimentation végétalienne équilibrée et bonne pour la santé. Comment le végétalisme peut-il être bon pour la santé[11] en Angleterre et horriblement dangereux en France ? La Manche est-elle si longue à traverser ?

Pour trancher la question de savoir si une alimentation végétarienne et végétalienne est dangereuse ou non pour la santé, il suffit de se référer à la déclaration de la plus grande organisation de spécialistes de la nutrition et de la diététique au monde, l'Académie américaine de nutrition et de diététique. Le propos date du mois de novembre 2016 : « La position de l'Académie américaine de nutrition et de diététique est que l'alimentation végétarienne bien planifiée, y compris végétalienne, est saine, adéquate sur le plan nutritionnel et peut être bénéfique pour la prévention et le traitement de certaines maladies. Cette alimentation est appropriée à toutes les périodes de la vie, notamment la grossesse, l'allaitement, la petite enfance, l'enfance, l'adolescence, le troisième âge, et pour les sportifs. Les alimentations végétales sont plus durables pour l'environnement que l'alimentation riche en produits animaux, car elles utilisent moins de ressources naturelles et ont un impact bien moindre sur l'environnement[12]. »

Cette position est très souvent citée, et pas seulement parce qu'elle arrange les végétariens et végétaliens ! Si elle fait référence, c'est qu'elle émane d'un organisme rassemblant 100 000 membres, dont les deux tiers sont des diététiciens et le tiers suivant, des chercheurs, enseignants, étudiants ayant pour la plupart un haut niveau de diplôme.

Ce sera votre dernier régime !

Je crois que j'ai fait à peu près tous les régimes des trois dernières décennies : le régime Atkins qui a fait maigrir nos mères dans les années soixante-dix, le régime *raw food* ou crudivore, le régime dissocié, le régime hypocalorique... J'ai été une petite fille ronde, à qui « un rien profitait », comme disait ma mère.

Quand j'ai commencé à travailler dans le journalisme, nos pauses déjeuner duraient deux heures et se passaient toujours dans d'excellents restaurants du 2e arrondissement de Paris. C'était le quartier historique de la presse, de *France-Soir* et du *Figaro*. Je fréquentais émerveillée des journalistes qui avaient « de la bouteille », et ce mode de vie n'a pas seulement été enrichissant intellectuellement, il m'a également enrichie d'une dizaine de kilos supplémentaires. Je fréquentais aussi des rédactions féminines, qui avaient élu « la brindille » Kate Moss au rang d'idole, et où l'anorexie et la boulimie étaient la règle.

J'ai abordé les années m'amenant vers la cinquantaine avec appréhension en voyant des kilos s'installer durablement alors que mon alimentation n'avait en rien changé. Vous voyez de quoi je parle si vous l'avez vécu ou si vous le vivez. C'est en bannissant la viande et en adoptant une alimentation végétale que mon poids s'est régulé. C'est à ce moment-là que j'ai eu la désagréable impression qu'en matière d'alimentation, on m'avait toujours baladée. Les fruits secs, les féculents et les légumineuses (comme les lentilles ou les pois chiches) m'avaient toujours été présentés comme des ennemis qui engraissaient. Il m'a fallu faire une vraie révolution et oublier des années de lecture de magazines féminins pour comprendre que ces aliments n'étaient pas des ennemis, à condition, bien entendu, de les consommer dans le cadre d'une alimentation équilibrée (on ne passe pas sa journée à manger des noix, hein ?). Je crois pouvoir dire que je suis aujourd'hui au poids exact que j'ai toujours désiré.

Les kilos en moins sont la première chose que l'on perçoit chez la plupart des végans. Pas parce qu'ils ne mangent pas ou si peu, mais parce qu'ils mangent des végétaux – c'est-à-dire des plantes pauvres en graisses et riches en fibres, des fruits et des légumes, des graines, des noix. Comme les végétaux procurent en général une sensation de satiété, ce n'est plus votre calculette mentale à calories qui vous arrêtera mais l'impression d'avoir assez mangé.

Les végans sont en général assez minces aussi parce qu'ils consomment moins de produits transformés. Mais, attention, je vous parle des végans qui mangent une nourriture saine. Il y a plusieurs chemins vers le véganisme et aussi plusieurs façons de le vivre. Certaines personnes deviennent véganes par amour des animaux, d'autres pour des raisons de santé, d'autres encore parce qu'ils détestent la viande. Il y a des végans qui sont de fins gourmets… et d'autres qui vont avaler des chips toute la journée. La malbouffe *veggie*, ça existe aussi ! Compte tenu des enjeux commerciaux, il va y en avoir de plus en plus : 24 % d'augmentation pour le marché végétarien et végan en France en 2018, + 60 % de croissance prévue d'ici 2021[13], 6,5 fois plus de requêtes du terme « vegan » enregistrées par Google en dix ans[14]…

Le Dr Bernard-Pellet se rappelle avoir reçu dans son cabinet une jeune femme souffrant d'une très importante anémie et d'une double carence, en vitamines B9 et B12. En examinant son alimentation, le médecin avait compris qu'elle ne se nourrissait que… de chips et de gâteaux. Des produits, certes, végans mais très mauvais en matière de nutrition.

« Si on se vautre dans la malbouffe au point de ne jamais manger un fruit ou un légume, aucune graine, aucune noix, uniquement des produits ultra-transformés, on peut arriver à des tableaux cliniques absolument incroyables », soupire-t-il. « La nutrition est une science difficile parce que l'effet qu'on va observer chez les individus est retardé. Si on mange très mal, des chips et de la confiture par exemple, on peut survivre très longtemps. On ne va pas avoir un cancer ou un diabète tout de suite, on l'aura peut-être dans trente ans. »

Si certains d'entre vous jugent compliqué d'adopter ce régime alimentaire, rappelez-vous que chacun l'adapte à sa manière. Si vous choisissez (ce que je vous conseille) un véganisme avec une nourriture saine, sachez plusieurs choses. D'abord, il y a des bénéfices pour la santé. Vous aurez certainement plus de facilités à atteindre le poids que vous voulez avoir. Vous réduirez les risques de développer une maladie cardiovasculaire, un diabète de type 2 et certains types de cancers. Vous aurez moins d'allergies respiratoires et il y a des chances que vous viviez mieux et plus vieux. Enfin, quand vous verrez un reportage sur l'élevage intensif, vous vous direz que vous n'êtes pas complice, et que vous ne mangez pas de ce pain-là. Vous consommerez avec raison et compassion. Gardez toujours cela en tête, cela peut vous aider parfois.

L'exemple de Stéphanie Guillemette, blogueuse culinaire, est une bonne illustration d'un changement de mode de vie. Alors cadre dans le consulting, elle a tout laissé tomber après une rencontre avec un chef dans un *coffee-shop* végétal. Passionnée de cuisine, Stéphanie est devenue à son tour cheffe végétarienne. Elle donne des cours à domicile et dans plusieurs restaurants, organise des brunchs dominicaux qui affichent complet à *L'Estaminet*, un restaurant du quartier de Pigalle à Paris. Chez elle, Stéphanie Guillemette cuisine végan. Depuis qu'il vit avec elle, son compagnon a perdu quatorze kilos. « Il a juste arrêté la crème et le beurre », sourit cette Normande d'origine, qui met un soin particulier à élaborer une cuisine de saison et à imaginer de belles assiettes simples, gourmandes et colorées. Le régime végan lui a réussi à elle aussi : « J'étais partie vivre au Brésil et, après des mois de malbouffe, de sorties et d'alcool, j'étais revenue avec treize kilos en trop. Le régime qu'on m'avait prescrit était hyperstrict et m'interdisait les féculents. C'était glauque et triste. Comme j'avais beaucoup lu sur la nutrition, je me suis dit : "Et si je faisais tout végétal ?" J'ai perdu quinze kilos rapidement, en imaginant des associations d'aliments et en écoutant ma satiété. » Ces assiettes sont aujourd'hui devenues sa marque de fabrique sur le compte Instagram où elle poste « ce qu'elle aime : alimentation, sorties ciné, voyages » et sur lequel elle a rapidement atteint plus de 20 000 abonnés.

Dans ce restaurant où nous déjeunons ensemble, Stéphanie interroge la serveuse sur la provenance du pain aux graines qu'elle trouve délicieux, prend ses plats en photo (ah, les blogueuses !), n'hésite pas à donner ses bonnes adresses. On peine à croire qu'elle a été nourrie « aux plats tout préparés » par deux parents très occupés par leur job. « Je leur en ai voulu », lâche-t-elle.

En l'écoutant dire cela, je me suis tassée dans mon siège en pensant à mon fils et au congélateur que j'ai si longtemps rempli de surgelés Picard. Des plats à peu près équilibrés, me disais-je, issus de l'entreprise préférée des Français... Prends ça, mère indigne ! J'étais pleine de bonnes intentions. Pourtant, vous avez remarqué que toutes les bonnes résolutions prises à la naissance de son bébé (ce moment précis où les parents se mettent souvent au bio) finissent par rendre grâce au fil des années, du boulot et des virées McDo ?

Venez comme vous êtes !

Même si cela fait longtemps que je n'ai pas mis un escarpin dans un McDo, j'aime bien leur slogan : « Venez comme vous êtes. » De la même manière, on pourrait dire : « Venez comme vous êtes en Véganie. » Venez avec vos espérances, vos questions, vos inquiétudes, votre peur des carences. C'est normal que vous soyez effrayé, le changement fait peur ! Et ce n'est pas en ouvrant un livre de cuisine végane que vous allez être rassuré : ils sont remplis de mots nouveaux, de recettes qui semblent impossibles à réaliser... Vous les regarderez plus tard, d'accord ? Chaque chose en son temps.

Voilà un des exemples que je donne souvent pour relativiser. Ce matin, vous avez pris un thé accompagné de pain (complet) avec de la confiture. Ce midi, un plat de pâtes à l'arrabiata. Dans l'après-midi, vous avez mangé une banane, grignoté un mélange de fruits secs. Le soir, vous avez dîné d'une soupe ou d'une belle poêlée de légumes.

Le tour est joué ! Vous avez fait votre première journée végane. Plutôt facile, non ?

Je vous dis cela pour vous prouver que la transition n'est pas si dure. On peut très bien débuter en ne mangeant que des aliments, des plats familiers : du risotto (si c'est au restau, demandez qu'il soit sans beurre), des endives braisées, une poêlée de champignons, des nems végétariens, des nouilles sautées aux légumes... Ces plats sont assez courants pour qu'ils ne vous soient pas nécessairement étrangers. Garantis sans graine barbare ou algues pêchées en magasin bio !

Prenez quelques secondes pour réfléchir à la nourriture que vous mangez. La plupart des gens, et peut-être vous aussi, ne font que reproduire une cuisine familière. Celle de nos parents, de notre grand-mère... La nourriture est en effet ce que l'on appelle un « critère identitaire fort ». Il n'y a pas d'héritage plus culturel. Un médecin m'expliquait que si vous allez habiter à l'étranger, vous adopterez la langue, les usages et le mode de vie du pays, mais la cuisine est la dernière chose que vous abandonnerez. Où que vous soyez, vous continuerez à faire les petits plats qui vous rappellent votre chez-vous. En plus de cela, il y a cette nourriture grasse, salée, sucrée que l'industrie veut que vous consommiez. Cette nourriture rapide à préparer que l'on ingère souvent par habitude et par facilité.

En vous tournant vers la cuisine végétale – et si vous aimez déjà cuisiner –, une chose est sûre : vous allez découvrir de nouveaux légumes. Vous pouvez notamment rejoindre une AMAP (Association pour le Maintien d'une Agriculture Paysanne) qui permet le circuit court entre agriculteurs et consommateurs. Vous ne savez jamais à l'avance ce que vous allez trouver dans votre panier qui varie en fonction de la production. Lucile, une de mes amies, qui m'a invitée à rejoindre l'AMAP de notre ville, m'a bien fait rire en me racontant ce jour où elle a trouvé dans son panier des tas de légumes inconnus : des radis « daikon », des radis « pastèque » et des courges spaghettis dans le même cageot. OK Google, il va falloir que tu m'éclaires ! Passé la surprise, vous cuisinez petit à petit de nouveaux légumes, consommerez des produits dont la traçabilité est connue et vous soutiendrez l'agriculture de proximité.

Pour changer d'alimentation, il faut, au début, c'est vrai, y mettre un peu d'énergie. Mais les bases vont venir au bout de quelques jours seulement. Alors, comme vous avez appris à parler anglais ou à skier, vous allez apprendre à devenir végan.

Alimentaire, mon cher Watson !

Si, vous aussi, vous revenez de loin et avez besoin d'un retour aux bases végé, lisez attentivement les informations suivantes.

En matière végétale, il y a cinq groupes alimentaires :

- les légumineuses (haricots, lentilles, soja, pois chiches, etc.) ;
- les légumes ;
- les céréales (blé, riz, maïs, orge, etc.) ;
- les fruits ;
- les oléagineux, qui se décomposent en graines (graines de lin, de chia, de tournesol, de courge) et en fruits secs (noix de Grenoble, de macadamia, de cajou, noisettes, amandes, cacahuètes, pistaches).

À eux seuls, ces cinq groupes alimentaires couvrent la quasi-totalité de nos besoins nutritionnels.

Ces aliments bruts satisfont une alimentation végane qui, selon le Dr Bernard-Pellet, « est plus proche des recommandations officielles quant aux apports en différents nutriments que n'importe quelle autre alimentation ».

Si vous voulez avoir une idée de ce qu'est l'assiette végane idéale, vous pouvez vous rendre sur le site de l'Association végétarienne de France. Vous y trouverez des explications fournies sur la nutrition mais aussi un guide pour débutant qui contient de nombreuses recettes simples.

Une règle de base que vous verrez souvent mentionnée : pour assurer tous les besoins en acides aminés, les légumineuses devront être associées à une céréale. Pourquoi ? Parce que, dans les céréales, il y a souvent un déficit de lysine, un des acides aminés essentiels à notre bon fonctionnement. Les légumineuses, en revanche, en ont en excédent. L'un comble donc l'autre. L'idéal est d'associer deux tiers de céréales à un tiers de légumineuses, comme le font depuis longtemps les cuisines du monde.

Cela dit, si les diététiciens ont longtemps soutenu que l'alliance céréales-légumineuses au cours d'un même repas était essentielle, elle ne l'est en fait pas. Il suffit en réalité que céréales et légumineuses soient consommées dans la même journée. « Les associer est juste une optimisation », affirme le Dr Bernard-Pellet.

Voici des exemples d'associations céréales-légumineuses :

- semoule et pois chiches ;
- blé et lentilles ;
- riz et lentilles ;
- maïs et haricots ;
- maïs et pois ;
- riz et soja ;
- pain pita et houmous ;
- pain pita et falafels.

Concernant les fameuses « carences » dont souffriraient les végans, il y a de faux problèmes : c'est le cas des carences en protéines (un pur bobard) et en fer. Celles en B12, sur laquelle nous reviendrons en détail, en calcium et, dans une moindre mesure, en iode sont en revanche de vrais problèmes. Outre ces dernières, sachez qu'en équilibrant correctement vos assiettes, vous échapperez aisément aux autres carences – qui, soit dit en passant, peuvent arriver même aux gens qui « mangent de tout ».

Si vous voulez être complètement rassuré et vérifier que vos premiers repas végans ne manquent de rien, vous pouvez aller sur les sites cronometer.com (en anglais) ou myfitnesspal.com (en français) pour y rentrer vos repas de la journée. C'est un peu long mais vous verrez de façon très précise la ventilation lipides-glucides-protéines de votre alimentation.

> Comment faire quand on voyage ?
>
> Lorsque votre vol comporte un repas, vous pouvez commander un repas végétalien, à condition de le demander à l'avance : la commande se fait généralement au moment de la réservation mais vous pouvez aussi appeler la compagnie quarante-huit heures avant de prendre l'avion. Votre carte d'embarquement comportera alors le code VGML (Vegetarian meal). Comme il arrive que les menus dans les avions ne soient pas terribles (à l'exception d'Air France ou d'Emirates qui se distinguent généralement par la qualité de leurs repas végétariens/végétaliens, tout comme Air India), mieux vaut prévoir son propre repas, surtout si le vol est long. Pensez à avoir toujours avec vous des fruits secs, des amandes, des noix, des noisettes qui combleront un petit creux et sont faciles à transporter. Avant de partir, préparez une liste des restaus *vegan friendly* à fréquenter sur place : l'appli Happy Cow qui couvre 180 pays et recense 500 000 commentaires peut vous aider à les trouver. Vous pouvez également télécharger l'appli Vegan passport de la Vegan Society : elle vous indique comment réclamer des plats végans dans 79 langues différentes. Un guide papier existe aussi !

Par quoi commencer ?

Certains commencent par arrêter la viande rouge : trop sanguinolente. D'autres cessent d'abord de manger des jeunes animaux, comme le veau ou l'agneau. Pour ma part, j'ai renoncé en premier lieu aux veaux parce qu'ils me touchaient plus que les autres. Pour ce qui est des animaux de la mer, facile : je n'ai jamais raffolé du poisson et fait une croix sur les calamars et les consorts depuis que l'explorateur et scientifique Théodore Monod, que j'avais suivi en reportage, m'avait raconté à quel point les céphalopodes étaient intelligents. « Il ne leur manque plus qu'à apprendre à respirer », me disait-il, « et la prochaine planète sera celle des céphalopodes. » Le fait de ne plus consommer de produits animaux peut prendre un mois ou des années. Tôt ou tard, l'évidence s'impose : bébés ou pas, les animaux sont des êtres sentients (sensibles ou doués de sensations). Ils ne sont pas venus au monde pour nous donner leur vie.

Commencez donc par une journée végane chez vous. Lorsque vous serez plus aguerri, vous pourrez déjeuner ou dîner dehors. Si vous achetez des livres de cuisine, choisissez les plus simples. Ne cherchez pas tout de suite à reproduire les recettes des instagrammeuses. Je me souviens avoir passé une semaine à chercher du paprika fumé et du sel kala namak (et, non, je ne vous dirai pas ce que c'est !).

Une façon de démarrer est de lister les plats que vous aimez et de remplacer les ingrédients d'origine animale par d'autres aliments végans. L'offre végétale, même hors magasin bio, est en train d'exploser, ce qui vous permet de trouver facilement de quoi innover. Si vous aimez les lentilles aux lardons, utilisez à la place de ces derniers du tofu fumé. Préférez au lait de vache du lait d'amande (mon préféré) ou du lait de noisette, et aux yaourts au lait de vache des yaourts végétaux au soja, au chanvre, à l'amande… Dans vos plats, la crème de soja remplace très bien la crème fraîche ; la purée d'oléagineux ou l'huile végétale font office de beurre ; la confiture ou le sirop d'érable valent largement le miel.

Au début, faites-vous des plats simples comme du riz aux légumes, de la semoule, ou des pois chiches. Pensez à vous inspirer des cuisines du monde qui sont pour la plupart moins carnées que la nôtre. Le houmous vient du Liban, la cuisine indienne est souvent végétarienne voire végane, et les sautés de légumes asiatiques sont des bons modèles[15].

En hiver, privilégiez les soupes. La seule étape qui prend un peu de temps est l'épluchage. Improvisez avec les légumes qui vous restent dans le frigo ou ceux dont le maraîcher vous a fait cadeau et dont vous ne savez pas trop quoi faire. Oui, c'est de vous dont je parle, daikon et radis pastèque !

En été, vous prendrez vite goût à faire de belles salades. C'est un plat facile et rapide à préparer mais aussi copieux. Tout bénef ! Vos salades auront sûrement la forme d'énormes assiettes colorées garnies de maïs, de tomates, de concombres, d'avocats, de feuilles de laitue, de haricots rouges, de graines germées… La nourriture peut devenir un jeu et une fierté.

Si vous cuisinez des légumineuses, il est possible que, comme moi, vous découvriez qu'elles doivent tremper dans l'eau froide… douze heures avant d'être portées à ébullition ! Ça ne va pas bien, non ? Si vous n'avez pas le temps – ce qui est probable –, vous pouvez très bien utiliser des pois chiches ou des lentilles déjà cuites en boîte. Si, par un long week-end d'automne, vous n'aviez rien de plus palpitant à faire, alors, allez-y, faites des légumineuses dans les règles de l'art. Ne jetez surtout pas l'eau de cuisson car elle contient des nutriments et peut être récupérée et incorporée à des soupes. Eh oui !

Sachez que les végans ont une tendresse particulière pour le pois chiche (si, si). Ce n'est pas seulement parce qu'il permet de faire le fameux houmous – très à la mode – et recueille les suffrages des gourmets comme Michel Houellebecq qui y a consacré des tartines dans *Sérotonine*. Cette purée mâtinée de cumin, d'ail, de crème de sésame, d'huile d'olive et de citron remplit les frigos des végé. C'est aussi parce que, grâce au blogueur français Joël Roessel, on a découvert que l'eau de cuisson des pois chiches pouvait monter comme des œufs en neige. Mousse, meringue, macarons et même mayonnaise peuvent être concoctés avec ce qui a été, depuis, baptisé l'aquafaba (30 grammes d'aquafaba = un blanc d'œuf).

Laissez aussi une chance au tofu pour changer des lentilles ou des haricots ! Il est sûrement l'aliment le moins volé en supermarché (la honte !), mais il mérite d'être réhabilité. Dégusté tel quel, c'est vrai qu'il n'a aucun intérêt. Mais le faire griller ou le choisir aromatisé (à la tomate, par exemple) change la donne. Vous pouvez même faire vos propres marinades en trois minutes chrono !

Pour les céréales et les farines, choisissez-les complètes plutôt que raffinées en magasin. Si, comme moi, vous avez un peu de mal avec le côté « compact » du complet, prenez du semi-complet, ce sera déjà très bien.

Découvrez aussi les noix et les graines. Achetez-les crues et non salées. Si vous le pouvez, stockez-les au réfrigérateur pour conserver leur qualité nutritionnelle. Les noix et les graines sont riches en matières grasses (à ne pas en grignoter toute la journée, donc). Les graines de lin et de chia sont d'excellentes sources d'oméga 3, les amandes sont riches en vitamines E, les graines de courge renferment du zinc. Mettez-en dans des salades ou dans des soupes. Vous pouvez même en faire du beurre végétal en les mixant avec du beurre de coco.

Si la viande vous manque, il existe de nombreuses possibilités. Les champignons mixés avec des flocons d'avoine, par exemple, deviennent des boulettes végétales qui ressemblent à celles à la viande. Vous pouvez aussi essayer le seitan (aliment formé à base de gluten de blé), les quenelles de tofu ou autres « saucisses » que vous trouverez déjà préparées dans les commerces bio. Pour ma part, je ne raffole pas des simili-carnés, mais ils sont appréciés par ceux qui veulent retrouver une texture équivalente.

Très vite, vous aurez en tête les quantités nécessaires et pourrez improviser. Vous allez vous étonner et peut-être même devenir une source d'inspiration pour vos proches. Nous avons chacun notre histoire. Ludivine Buhler, une jeune médecin, me racontait que lorsqu'elle est devenue végane il y a une dizaine d'années, il lui avait fallu parcourir de la documentation et des recettes en anglais. Elle vivait en province, n'avait jamais rencontré de végétaliens, et les médecins avec lesquels elle avait fait ses études la mettaient en garde : « Tu vas avoir des carences ! » Ludivine Buhler est l'une des deux personnes que je connais qui a observé un changement radical du jour au lendemain sur sa santé. Par son métier, elle est en plus très à même d'en juger. « Ça a été fou ! » se souvient-elle. « Dès les premiers matins, je me levais à 6 heures, en pleine forme ! J'ai perdu plusieurs kilos et cela fait huit ans que mon poids s'est stabilisé. J'ai récupéré une jolie peau et je dors beaucoup mieux. »

Le Dr Buhler a fait ce que la majorité des végans font : passer des rayons légumes en conserve des supermarchés aux magasins bio où elle n'avait jusque-là jamais mis les pieds. En se documentant, en s'accrochant, on prend goût à cette alimentation et on découvre surtout qu'elle est incroyablement diverse. Sur les 21 000 variétés de légumes existantes[16], combien en connaissons-nous ? Si quelqu'un les a toutes testées, qu'il se dénonce (et on s'empressera de ne pas le croire) !

Eva-Claire Pasquier, l'autrice culinaire avec laquelle je construis des programmes de formation à la cuisine végétale pour *Alternative Vegan*, y est, elle, venue par amour. À Hong Kong, elle a rencontré celui qui allait devenir le père de ses enfants. « Il était prof de yoga, végan, il ne se nourrissait que de riz blanc. Au bout de deux jours, je lui ai dit que ça n'allait pas être possible. Je suis tombée sur un livre de cuisine végétale et c'est comme ça que tout a démarré... » Eva-Claire est rentrée en France, a emmené ses enfants vivre à la campagne et leur a fait si bien la cuisine tous les midis qu'elle est devenue la cantinière de l'école du village. Elle élabore aujourd'hui des cartes de restaurants et propose des classiques revisités. Elle donne des cours partout en France. Ses élèves sont des personnes en reconversion professionnelle ou des acteurs de la restauration collective et des chefs cuisiniers qui veulent enrichir leur carte de cuisine végétale. Ils ont beau avoir, pour la plupart, quelques années d'expérience, avoir tenu, pour certains, plusieurs restaurants, ils ressortent bluffés par le potentiel d'aliments connus mais sous-utilisés, comme la poudre d'amandes qui sert à faire du fromage végétal (le « fauxmage »), du beurre ou des glaces.

Le rayon des fruits et légumes a longtemps été pour moi une corvée. J'ignorais comment cuire un chou-fleur ; les navets étaient pour moi juste de mauvais films ; et le sol de ces allées sur lesquelles traînaient des épluchures était pour moi, dans tous les sens du terme, l'endroit le plus casse-gueule du supermarché ! Mes achats en fruits se limitaient à des pommes (tout emballées), des bananes et du raisin, à condition qu'il soit garanti sans pépins… Et voilà qu'aujourd'hui je me surprends à sortir ravie de chez le maraîcher avec ma courge sous le bras, à me demander comment je vais la cuisiner, à penser au compost que je vais en faire pour mes plantes. Bref, je suis presque aussi contente que si je sortais de chez Zara !

En résumé, manger végan n'est pas compliqué. C'est juste différent et enthousiasmant !

LES VÉGANS MANGENT TOUJOURS LA MÊME CHOSE

Il existe 21 000 variétés de légumes en Europe et je suis presque certaine que vous avez cherché certains aliments sur Internet durant votre lecture. Personnellement, je n'ai jamais mangé aussi varié que depuis que je me suis intéressée à la cuisine végétale. Pour vous montrer la diversité et la simplicité de cette cuisine, j'ai demandé aux membres du groupe Facebook privé d'*Alternative Vegan* de m'indiquer ce qu'ils avaient consommé au cours d'une journée. Je vous laisse découvrir (et utiliser Internet si besoin).

Aurélie

Matin : tartine de pain fait maison avec du beurre végétal et sirop d'agave avec un déca.

Midi : une poêlée improvisée avec des pommes de terre coupées en cubes, des carottes coupées en bâtonnets, des haricots verts surgelés et des oignons, revenus dans de l'huile de tournesol. Pour relever cette poêlée : du sel, du piment d'Espelette, un filet de sirop d'agave et des graines de sésame.

Soir : une soupe de légumes saupoudrée de levure maltée avec une tranche de pain maison. En dessert, un yaourt de soja avec de la confiture de fraise et une clémentine.

Sibylle

Matin : un pancake avec de la marmelade d'orange fait maison et une tartine au beurre végétal.

Midi : des haricots du Cap avec une sauce safranée.

Soir : du quinoa et une ratatouille puis des clémentines confites et leur manteau de chocolat. (Le tout est maison et préparé par son mari qui n'est pas végétalien.)

Isabelle

Matin : des tartines avec du beurre végétal, de la confiture maison et un café noir.

Midi : un tajine végan avec des légumes fondants et une crème de soja à la vanille en dessert.

Soir : une soupe maison potiron-carotte avec de la salade et du pain. En dessert, une pomme.

Julia

Matin : une tartine avec de l'avocat, une compote et une tisane.

Midi : un hamburger végan accompagné de frites maison.

Soir : des brocolis croquants en guise d'apéritif, puis une soupe de patates douces. En dessert, une mousse au chocolat et à l'eau de pois chiches.

Sylvie

Matin : des céréales sans gluten, une compote de pomme maison et un yaourt soja maison.

Midi : une courge butternut farcie au riz et au lait coco et gratinée au cheddar végan. En dessert, un cake à la banane et à la farine de sarrasin.

Soir : une soupe carotte-potimarron en entrée puis du riz aux poivrons grillés et au tofu aromatisé au paprika. En dessert, des pommes au four et un flan au lait d'amande.

Prêt ?
Alors, on s'organise un peu !

Je vous sens stressé… Mais ne vous en faites pas : il n'est pas question de vous transformer en monstre d'organisation façon enfant caché de Bree Van de Kamp. Il y a juste quelques règles à avoir en tête pour faciliter la transition.

D'abord, bannissez les grosses courses que vous faites pour un mois. Essayez plutôt de passer une fois par semaine chez votre maraîcher et poussez la porte des magasins bio. Ils sont moins accueillants que le Monoprix, je vous l'accorde, et manquent cruellement de rayon déco. Je lance ici un petit avertissement : votre entourage risque d'être décontenancé par ce changement. Je me souviens d'un dialogue entre mon fils et son ami Mattéo devant le frigo familial débordant de végétaux. Ces deux grands gaillards de 1,80 m restaient plantés devant le réfrigérateur comme s'ils allaient l'hypnotiser : « Non mais, regarde, y a plus rien à manger ! » s'étranglait mon fils. « Chez moi, c'est pareil, y a plus que des légumes partout… », déplorait son copain. Ses parents étaient eux aussi passés au vert. Nos enfants étaient déstabilisés. C'était notre faute : on n'efface pas comme ça une décennie de plats cuisinés…

Ensuite, « véganisez » votre cuisine. Qu'est-ce que ça veut dire ? Installer un plan de travail de quatre mètres de long dans votre toute petite cuisine ? Être enseveli sous des bocaux remplis de graines et de farine alors que vous n'avez même pas la place de mettre une machine à café ? Eh bien, pas du tout ! Cela signifie d'abord faire l'inventaire de votre réfrigérateur et de vos placards, garder tout ce qui est sans produits animaux et donner tout le reste. Vous allez sûrement retrouver cette boîte de haricots blancs à la graisse d'oie qui était au fond de votre étagère depuis un an environ, ou encore des bouillons de poulet, des sauces tomate à la bolognaise.

Après ce grand tri, ne vous précipitez pas dans les magasins : vous avez sûrement déjà la plupart de ces aliments dans vos placards. Voici la liste, selon moi, des indispensables :

- les légumineuses : lentilles, haricots rouges, haricots blancs, pois chiches ;
- les céréales : riz (de préférence complet ou semi-complet), quinoa, pâtes (complètes), millet ;
- les oléagineux, graines et noix : graines de chia, de lin, de courge, noix de Grenoble, de cajou, amandes, noisettes ;
- les pommes de terre et patates douces, carottes et légumes de saison ;
- les échalotes, l'ail, l'oignon, les herbes sèches ;
- les conserves pour dépanner : ratatouille, haricots blancs, haricots rouges, pois chiches, maïs, tomates séchées, champignons ;
- le tofu : fumé ou aromatisé ;
- les farines : blanche pâtissière (T55), semi-complète, de pois chiches, de sarrasin, de riz ;
- les huiles : d'olive, de coco, de colza, de noix ;

- les laits végétaux : de soja, d'amande, de coco ;
- les yaourts : de soja, de coco, de chanvre ;
- les crèmes végétales : d'amande et de soja ;
- la levure maltée pour saupoudrer les pâtes et leur donner un goût fromager ;
- la sauce soja ;
- le bouillon de légumes.

Et plus tard, quand vous aurez envie de mettre encore plus de paillettes dans votre cuisine, n'oubliez pas les super-aliments. Ce sont des aliments qui rassemblent de nombreux bienfaits pour la santé. Vous voulez une liste ? Il suffit de demander...

- Les algues : l'algue kombu, cultivée en Bretagne, l'algue wakamé, riche en acides aminés, l'algue nori, qui entoure les makis japonais, contient dix fois plus de calcium que le lait et davantage de protéines que la viande !

- La spiruline : microalgue d'eau douce aujourd'hui cultivée en France, elle est un vrai concentré d'oligo-éléments (zinc, sélénium, calcium, sodium, magnésium, potassium, phosphore, manganèse...), de chlorophylle et de protéines de très bonne qualité. Au niveau du goût, c'est moyen, mais elle a une couleur verte ou bleue qui est très jolie dans les yaourts ou les smoothies. C'est surtout un des aliments les plus protéinés qui soient avec 63 grammes de protéines pour 100 grammes de produit !

- Les graines de chia : elles ont un excellent taux en oméga 3 et une richesse en fibres, en protéines, en fer, en calcium et en zinc.

- Les graines de sésame : on les adopte pour leur apport exceptionnel en zinc, un record dans le règne végétal.

- Les graines de lin : elles contiennent beaucoup d'oméga 3 !

- Le miso : excellente base de soupe et de condiments au Japon, c'est une fabuleuse source de protéines, vitamine B et minéraux. Une grosse cuillère dans une soupe en fin de cuisson ou dans une préparation donne du goût (attention, c'est salé). Cette pâte fabriquée à base de tofu et d'une bactérie appelée goji contient des probiotiques extrêmement bénéfiques.

En plus de vos placards et de votre réfrigérateur, n'hésitez pas à utiliser votre congélateur. Lorsque vous préparerez vos plats maison – ou tout autre plat, d'ailleurs –, n'hésitez pas à en faire de grosses quantités et à les congeler. Cela vous fera des plans B les soirs où vous n'avez ni l'envie ni le temps. En plus de cela, remplissez votre congélateur avec des fruits coupés, des légumineuses cuites et des simili-carnés (des produits imitant la viande) à base de blé, de soja ou de céréales, des saucisses de tofu, des galettes de céréales.

Enfin, dans votre cuisine, il vous faudra :

- un ou plusieurs économes ;
- de grands saladiers pour les grandes salades que vous allez confectionner ;
- un plat allant au four ;
- des bocaux pour vos courses en vrac ;
- un mini-mixeur ou un petit moulin pour moudre les graines (lin, sésame, tournesol, épices...). Les graines de lin, par exemple, ne libèrent leur valeur nutritionnelle qu'une fois broyées. Ce mini-mixeur vous servira à faire du gomasio, un substitut santé du sel (moins de sel, plus de calcium), constitué de graines de sésame grillées, mixées avec du sel (trois volumes de sésame pour un volume de sel) ;
- un mixeur plongeant (ou « girafe ») pour mixer vos soupes à même vos casseroles ;
- éventuellement un robot à plusieurs lames (qui peut être un gros achat). J'ai choisi celui que m'a recommandé Eva-Claire Pasquier, un Personal blender de la marque

Tribest, parfait pour les préparations. Il est petit, un gros bonus quand vous en serez à emmener en vacances votre propre robot pour faire vos smoothies, soupes ou purées (ce jour arrivera, je vous le promets !).

Je vis avec un non-végan

On peut penser que vivre avec un non-végan est égal à faire deux plats différents à chaque repas. La réponse est non ! Nous avons déjà peu de temps pour faire la cuisine, n'allons donc pas doubler notre charge de travail... J'ai interrogé des membres de mon groupe Facebook *Alternative Vegan* à ce sujet. L'immense majorité se débrouille pour faire un plat qui puisse convenir aux deux. Un *chili sin carne*, par exemple, auquel on rajoutera de la viande hachée. Des pâtes sur lesquelles on mettra du fromage. Un curry de légumes auquel on ajoutera du poulet. Sylvie, maman de deux enfants, l'un végan et l'autre non, mariée à un omnivore, fait le même plat avec et sans viande et a partagé le réfrigérateur en deux. Son fils et son mari à droite, elle et sa fille à gauche. Du Québec où elle vit, Lyne explique qu'elle fait toujours le même plat que le sien à son chum mais en version carnée. « C'est un peu plus long, j'en conviens, mais chacun mange comme il le préfère. Et pour les spaghettis, c'est pareil, une sauce bolognaise et une sauce tomate. » Parfois, la personne avec qui l'on vit ne réclame pas de régime de faveur, désireuse qu'elle est de goûter cette cuisine qu'elle ne mange pas le midi, au travail. Enfin, il arrive aussi que le végan de la famille tente de convertir tout son petit monde. Sylvie, par exemple, explique ne pas faire de plat différent, ni pour sa famille ni pour ses invités : « Je fais de gros efforts pour leur préparer de beaux et bons menus végans qui, je l'espère, les motiveront en leur prouvant qu'on peut se régaler sans cruauté. » Sans compter que cuisiner de la viande ou du poisson pour sa famille, ce n'est pas forcément une partie de plaisir ! Tout comme les courses qui vont avec chez le boucher ou le poissonnier. Une épreuve pour beaucoup, qui préfèrent donc déléguer.

Évitez les produits transformés

Les produits transformés, ce sont ces petits plats préparés, et souvent bon marché, que l'on enfourne avec plaisir dans le micro-ondes ; ces salades toutes faites qui durent longtemps et sont déjà emballées ; ces céréales enrichies de fruits que l'on engloutit à l'heure du petit déjeuner… Ils deviennent beaucoup moins séduisants quand on sait que des liens entre les cancers et la nourriture transformée ont été établis par de nombreuses études, notamment celle publiée en 2018 par la revue anglaise *British Medical Journal*[17].

L'ONG foodwatch a demandé à la fin de l'année 2019 à la ministre de la Santé française d'interdire les nitrites dans le jambon (E249, E250, E251, E252). Qu'est-ce qui leur est reproché ? « Les nitrites […] peuvent contribuer à la formation de composés cancérigènes dans notre estomac : des nitrosamines. Ces substances sont classées cancérigènes probables pour l'humain […] par le Centre international de la recherche sur le cancer, car elles favorisent l'apparition du cancer colorectal, deuxième cancer le plus mortel après celui des poumons et de l'estomac, et peuvent augmenter le risque d'apparition de maladies du sang, en particulier chez les personnes à risque[18]. »

Les produits transformés ne sont pas seulement accusés de développer le risque de cancer mais aussi de favoriser l'obésité (vive les sucres ajoutés, le sel et les matières grasses !), de favoriser des réactions addictives et d'inciter à manger plus[19], de rendre l'intestin plus perméable aux mauvaises bactéries, d'être pauvres en vitamines et en minéraux, en fibres et phytonutriments. Un sacré CV…

Au cours du processus de transformation, une grande partie des fibres alimentaires de ces produits est enlevée. Le problème est que ces fibres sont indispensables à notre organisme : « Les fibres alimentaires sont des glucides particuliers que vous ne pouvez pas digérer », nous explique le Dr Bernard-Pellet. « Elles aident à lutter contre la constipation, contre le cancer du côlon, font baisser le cholestérol et ralentissent la digestion. »

Le joli jambon que vous achetez sous vide n'est pas naturellement rose bonbon. C'est grâce à des conservateurs que vous pouvez le garder trois semaines dans votre réfrigérateur et faire des courses pour un mois. Christophe Brusset a payé cher le fait d'avoir dévoilé dans deux livres[20] la face cachée de l'industrie agroalimentaire. Ex-acteur dirigeant de ce secteur, aujourd'hui « repenti », il vit et travaille désormais à Singapour. Il faut dire qu'il lui est impossible de retrouver un emploi en France : il y est aussi grillé qu'un steak chez McDo. Au téléphone depuis l'Asie, Christophe Brusset me raconte un épisode chez un fournisseur alors qu'il était en quête de jambon pour des croque-monsieur :

« Il me faut des tranches de dix centimètres par dix centimètres », demande-t-il à son charcutier industriel.

« Pas de problème, je peux vous faire des blocs de dix centimètres de côté, sur un mètre de long », lui a répondu celui-ci.

Christophe Brusset s'est alors demandé quelle race de cochon pouvait bien avoir des jambons d'un mètre de long. En faisant des recherches, il a finalement compris que son jambon n'était en réalité qu'une pâte. De quoi était faite cette pâte ? De muscles extraits d'un vrai jambon désossé, découenné et dégraissé et longuement malaxés dans un bain d'additifs. Coulée dans des moules, la pâte est ensuite mise au four. Cuite, elle passe alors dans une trancheuse débitant ces carrés de « jambon » qui vont alimenter vos croque-monsieur vite faits, mal faits.

Quel autre genre de viande alimente les produits transformés ? « De la plèvre, des poumons, des morceaux de muscles difficilement accessibles au couteau », nous révèle Christophe Brusset. « Toute cette viande reconstituée, malaxée, alimente les raviolis, les farces, les hachis, les cordons-bleus… Il n'y a pas de problème de salubrité, juste un problème de qualité. » Vous comprenez pourquoi il vaut mieux se tenir loin des produits transformés ?

Quand elles sont interrogées sur les matières premières de moindre qualité qu'elles utilisent, les marques se défendent en disant que c'est en partie la faute des consommateurs qui veulent toujours payer moins cher et mettre leur argent dans les loisirs plutôt que l'alimentation. C'est peut-être vrai. Ou pas. « Encore faudrait-il leur expliquer pour qu'ils puissent faire leur choix en toute connaissance de cause ! » s'insurge l'ex-industriel. Il recommande également de se méfier des marques de supermarché, ces gammes de produits exclusivement siglés du nom de l'enseigne qui les vend. « Dans ce cas », explique-t-il, « les supermarchés n'en sont pas les fabricants. Le supermarché sait à qui il achète, bien sûr, il connaît le fabricant du produit, mais le consommateur n'a pas accès à cette information. » Voilà qui est très rassurant !

Si vous voulez prendre votre santé en main, il n'y a donc pas d'autre choix que d'acheter un maximum d'aliments bruts. « C'est moins cher, on ne met pas d'additifs, on sale moins : il n'y a que des avantages à faire sa cuisine soi-même », confirme Christophe Brusset.

Oh ! j'oubliais : pour éviter de croiser la route d'épices broyées avec les crottes des souris des entrepôts où elles sont stockées (autre révélation de Christophe Brusset), mieux vaut acheter vos épices en vrac et les passer vous-même au moulin. Pour résumer :

Mangez bio et de saison : apprenez le calendrier des saisons. Cela vous coûtera moins cher et vous n'agacerez pas Greta Thunberg en augmentant votre empreinte carbone.

Fuyez les produits transformés premiers prix : gardez toujours en tête que l'industrie est dirigée par des personnes qui veulent faire un profit maximal. Qui dit profit maximal signifie prix de revient minimal. Un produit transformé à très bas prix n'augure rien de bon ! « Ce qui les intéresse, c'est votre argent, pas votre bonheur ni votre santé », nous rappelle l'ex-industriel.

Boycottez les aliments ultra-transformés : tous les produits dont on ne se rappelle plus la forme initiale, et dont vous trouverez la liste ici[21].

Ne foncez pas non plus sur les produits de supermarché estampillés « veggie » : ils ne sont pas forcément de bonne qualité. Flocons de blé ou d'avoine réhydratés, gélifiants, colorants, exhausteurs de goût… Ils ont beau être « veggies », ils n'en restent pas moins des produits transformés !

Des applications « éthiques et environnementales » se lancent tous les jours, ou presque. Grâce à elles, vous pouvez vérifier en quelques secondes que votre produit est bien végan. On peut citer, par exemple, les applications Vegan Pocket – Est-ce vegan ?, Is it vegan ? ou ma préférée Veg'Check, créée par Jean-Benoît Robert, membre de l'Association végétarienne de France.

N'oubliez pas non plus que nos connaissances nutritionnelles évoluent sans cesse. « La nutrition », souligne le Dr Bernard-Pellet, « ne doit pas se limiter uniquement aux protéines, glucides, lipides, vitamines et minéraux. On sait en effet maintenant que des centaines de molécules appelées phytonutriments sont des sortes de médicaments naturels. Ils vont aider, par exemple, à ralentir le vieillissement, vont faire baisser la tension artérielle, peuvent parfois avoir des propriétés anti-infectieuses ou anti-inflammatoires... C'est un monde extrêmement vaste et mal connu qu'on est en train de découvrir. »

Comment faire pour les protéines ?

J'en viens maintenant à l'obsédante question des protéines que pose tout le monde : « Tu es végane ? Mais comment tu fais pour les protéines ? » C'est une peur compréhensible puisque les protéines sont indispensables à la vie[22]. Pourtant, elle n'a absolument pas lieu d'être ! D'abord, la viande n'est pas la seule source de protéines. Ensuite, certains végétaux en contiennent encore plus que la viande. À titre d'exemple, il y a plus de protéines dans une portion de lentilles (180 grammes) que dans un blanc de poulet !

Quant à la quantité de protéines à absorber chaque jour... Franchement, vous en aviez une idée avant de devenir végan ? Moi pas. Voilà en tout cas la réponse : selon l'Agence nationale de sécurité sanitaire de l'alimentation, de l'environnement et du travail (Anses), un adulte doit consommer un peu moins de 1 gramme (0,8 gramme) de protéines par kilo de poids corporel et par jour. Sortez votre Texas Instruments (ou appelez Cédric Villani pour vous calculer ça) ! Mais pour vous donner une idée, une personne de 70 kilos doit donc consommer près de 60 grammes de protéines par jour, soit 20 grammes à chaque repas. Sachant que 20 grammes de protéines équivalent à 120 grammes de tofu, 100 grammes de céréales complètes (à faire cuire) et 50 grammes de légumineuses.

D'ailleurs, plus que le manque de protéines, c'est l'excès qui nous guette. La plupart d'entre nous en consomment trop (selon l'Institut national de la recherche agronomique, la moyenne des Français consomme entre 85 et 90 grammes quotidiennement) : aucun symptôme à court terme mais à long terme, c'est l'insuffisance rénale qui se prépare...

Les seuls cas où votre apport en protéines doit augmenter sont les suivants[23] :

- Si vous êtes enceinte (à partir du deuxième trimestre) ou si vous allaitez ;
- Si vous êtes une personne âgée ;
- Si vous faites beaucoup de sport.

Voici la liste des aliments riches en protéines, que vous trouverez partout :

- le tofu ;
- les haricots blancs ;
- les lentilles ;
- les pois (pois chiches, pois cassés) ;
- les fèves ;
- le quinoa ;
- le riz complet ;
- le blé à cuire ;
- le boulgour ;
- le sarrasin ;
- les oléagineux (noix, noix de cajou, amandes, pignons de pin...) ;
- les petits pois.

Allez-y à fond sur les légumes verts

Non seulement le chou kale est extrêmement photogénique – il a été préparé à toutes les sauces par les instagrammeuses du monde entier –, mais il est excellent en matière de nutrition. Comme tous les légumes verts, d'ailleurs.

Ces légumes regorgent de qualités. Ils protègent l'appareil digestif (car ils sont pleins de fibres) ; ils sont sources de vitamine B qui aident à la production de sérotonine, luttent contre la dépression et améliorent l'humeur ; ils réduisent le risque de maladies cardio-vasculaires (leur concentration élevée en folates) ; ils contiennent du calcium, du magnésium, du manganèse bons, donc pour les os. C'est tout ? Même pas. Ils améliorent aussi l'apparence de la peau grâce à leur haute teneur en vitamines et minéraux[24].

Plus un légume est vert, plus il est bon ! Allez-y donc à fond sur les épinards, les blettes, le chou kale, le persil, le chou frisé, la roquette, la laitue, les salades. En gros, votez vert !

Les bénéfices du véganisme pour la santé

Savez-vous combien de morceaux de sucre il y a dans une petite bouteille de 700 grammes de ketchup Heinz ? Vingt-deux ! Il y a vingt-deux morceaux de sucre pour huit tomates[25].

Selon l'Organisation Mondiale de la Santé (OMS), le nombre d'obèses a quasiment triplé dans le monde depuis 1975. En France, l'obésité touche désormais 18 % des adolescents[26]. Ce n'est pas mieux chez les parents ! 54 % des hommes et 44 % des femmes seraient en surpoids (c'est-à-dire que leur Indice de Masse Corporelle est supérieur à 25)[27].

La science a parlé : les personnes les plus minces sont celles qui s'abstiennent de manger des animaux. En 2009, la revue américaine *Diabetes Care* a étudié la morphologie de 22 434 hommes et 38 469 femmes. Il en ressort que l'IMC des végétaliens est de 23,6 et celui des végétariens de 25,7 contre 28,8 pour les omnivores[28].

L'honnêteté intellectuelle m'oblige à mentionner que les scientifiques pondèrent toujours ces résultats. En effet, les végétariens et végétaliens sont généralement plus soucieux de leur santé : ils sont plus enclins à faire du sport, à ne pas fumer, à ne pas boire et à ne pas avoir recours aux produits transformés. Ils appartiennent aussi aux catégories sociales les plus favorisées. C'est sûr que cela aide.

Il n'en reste pas moins que les kilos en moins des végans ont été – entre autres – l'une des conclusions de l'enquête Campbell[29], la plus grande étude nutritionnelle jamais réalisée. Elle s'appuie sur les données du China Project qui a analysé 880 millions de personnes, de la Chine aux États-Unis. Pas mal !

Enquête de vérité

Aux États-Unis, le livre tiré de cette étude s'est vendu en 2005 à plus d'un million d'exemplaires. En France, où il a été édité en 2013, il est sorti dans l'indifférence générale. Pourtant, le biochimiste Colin T. Campbell a travaillé vingt ans durant avec les chercheurs des universités de Cornell (État de New York), d'Oxford (Grande-Bretagne) et l'Académie chinoise de médecine préventive. Son travail a consisté à comparer les conséquences sur le long terme d'une alimentation à base de plantes et d'une alimentation à base de viande. Et ses conclusions – qui, encore une fois, font autorité dans le monde entier – démontrent un lien direct entre la consommation de produits d'origine animale (produits laitiers compris) et les cancers du sein, de la prostate et du côlon, les maladies cardiaques, les calculs rénaux et la sclérose en plaques.

Et pourtant, il n'était pas gagné que Campbell lance ce travail ! Il n'était pas acquis à la cause. Il n'est pas né dans un chou, lui qui avait grandi dans une ferme laitière et était plein d'a priori sur les végétariens. L'étude menée, il s'est néanmoins rendu à l'évidence : « J'ai réalisé », écrit Campbell, « à quel point les bienfaits d'une alimentation végétarienne étaient nombreux et bien plus impressionnants que toute la panoplie médicamenteuse et chirurgicale de la médecine traditionnelle. Nous pouvons éviter dans une large mesure les maladies cardiaques, le cancer, le diabète, les attaques vasculaires cérébrales, l'hypertension, l'arthrite, les cataractes, la maladie d'Alzheimer, l'invalidité et d'autres désordres chroniques[30]. » Pour Campbell, les recherches « pointent dans la même direction : les personnes qui mangeaient une très grande quantité d'aliments d'origine animale étaient aussi celles qui souffraient le plus de maladies chroniques[31] ».

Aujourd'hui, les opposants au véganisme soulignent que l'étude Campbell « date un peu ». Citons-en donc une autre, plus récente, dont on a moins entendu parler : l'étude menée en 2013 par le Dr Orlich (spécialiste en médecine préventive à l'université de Loma Linda, en Californie). Cette recherche, menée six ans durant sur environ 70 000 personnes, a démontré que les végétaliens ont 15 % de mortalité globale (toutes causes confondues) de moins que les omnivores. Les végétariens, 9 %[32]. « C'est la meilleure preuve scientifique dont nous disposons pour réfuter l'idée, qui domine en Occident, que le végétarisme et le végétalisme sont dangereux », sourit le Dr Bernard-Pellet. « Comment quelque chose de dangereux peut-il augmenter l'espérance de vie ? Ça n'a pas de sens… »

En matière de nutrition, finalement, nous savons peu de choses. Et ces choses-là évoluent sans cesse… Il y a aussi la difficulté de mener des études indiscutables d'un point de vue scientifique. La seule expérimentation incontestable consisterait en effet à accompagner des individus – un nombre suffisamment important de végans et non-végans – de la naissance à la mort en contrôlant leur nutrition. Impossible, notre dévouement a ses limites ! Les seuls à « accepter » ces contraintes sont… les rats et les souris. « Les études nutritionnelles les plus fiables qu'on puisse faire », explique le Dr Bernard-Pellet, « sont sur les animaux. Pour une raison toute simple : il n'y a qu'aux animaux qu'on peut imposer une façon spécifique de s'alimenter depuis la naissance jusqu'à la mort, qui survient généralement à l'âge de trois ans. Résultat : on connaît mieux aujourd'hui la nutrition des rats que celle des humains... Or ces résultats ne sont pas transposables à l'être humain. »

C'est fou, non ? Certaines recommandations nutritionnelles des hommes sont ainsi fondées sur les rats. Le hic, c'est que, surprise, surprise, nous ne sommes pas des rats. Sur sa fiche Wikipédia, le rat est d'ailleurs décrit comme un « omnivore opportuniste », ce en quoi, personnellement, je ne me reconnais pas ! En se référant aux rats, nous avons parfois emprunté de fausses routes. Comme cette idée que la protéine de l'œuf, pleine de méthionine (l'un des huit acides aminés essentiels pour l'humain), était une protéine parfaite. Elle est en réalité parfaite pour le rat qui, en raison de ses poils, a un besoin très fort en méthionine. Beaucoup plus que l'être humain, qui, à quelques exceptions près que je ne citerai pas, est beaucoup moins poilu !

Les seules études sérieuses et d'envergure, dites « de cohorte », qui sont menées peuvent recruter jusqu'à 164 000 personnes comme l'étude Nutrinet en France. Cependant, elles reposent sur du déclaratif, c'est-à-dire que les individus étudiés peuvent dire ce qu'ils veulent concernant leur alimentation, personne ne les poursuivra dans leur cuisine pour vérifier.

Tant pis pour qui voudrait un niveau de preuve considérable. Comme le souligne malicieusement le Dr Bernard-Pellet, « ceux qui exigent ce niveau de preuves très élevé n'ont pas le même degré d'exigence lorsqu'il s'agit de mettre sur le marché des additifs alimentaires, des nanoparticules, des colorants alimentaires dont on ne connaît pas les effets dans le temps et dont on verra les dégâts potentiels dans vingt ou trente ans… »

Bien sûr, une alimentation végétale ne guérit pas tout, ne prévient pas tout. Il n'est pas question de vous raconter n'importe quoi au prétexte de vous « vendre » absolument le véganisme. Malgré tout, la médecine s'accorde aujourd'hui à dire que la suppression des produits animaux dans l'alimentation ne pose aucun problème, si les produits végétaux sont suffisamment variés et abondants. « C'est même », selon Jérôme Bernard-Pellet, « l'alimentation qui permet de se rapprocher le plus des recommandations nutritionnelles prévalant en France, sous l'égide du PNNS. » Un peu comme la démocratie, le régime végétal n'est pas parfait mais, au vu de nos connaissances actuelles, c'est le moins mauvais qui existe !

Le véganisme : un corps accord

Les bienfaits du véganisme évoqués ci-dessous sont issus d'enquêtes scientifiques. Tout ce qui suit et relève du médical a été relu par un médecin. Il faut noter que la majorité des études font mention des végétariens plutôt que des végétaliens. Toutefois, le seul véritable point faible de cette dernière alimentation est la carence en B12, réelle mais facilement gérable.

Il se peut que, vous ayez une overdose de chiffres et d'études. Même si vous faites une pause, je vous conseille de les lire : elles vous donneront des arguments et renforceront vos convictions sur le bien-fondé d'être végan.

Voilà donc, « en l'état actuel de nos connaissances » comme précisent prudemment les médecins, ce que l'on peut dire, en ce début d'année 2020, des bénéfices sur la santé d'une alimentation végétale – et donc végan.

Un cholestérol moins élevé

Si on était dans un épisode de *Grey's Anatomy*, on parlerait de diminution des risques d'hypercholestérolémie.

J'évoquais plus haut le documentaire Netflix *The Game Changers* qui a fait grand bruit et secoué beaucoup de personnes. À la rédaction du site Konbini, par exemple, quatre journalistes ont expliqué le désir d'arrêter complètement ou partiellement la viande après l'avoir visionné[33].

Produit par des célébrités acquises à la cause – le champion de Formule 1 Lewis Hamilton, le tennisman Novak Djokovic, l'acteur Jackie Chan, le producteur James Cameron et l'acteur et ex-champion de culturisme Arnold Schwarzenegger qui mangea jusqu'à quinze œufs par jour –, *The Game Changers* suit le parcours de James Wilks. Cet entraîneur des forces spéciales, tout en muscles, parcourt le monde en quête de vérités sur la viande, les protéines et la force physique.

On y voit notamment l'expérience intrigante menée dans une caserne de Brooklyn. Rip Esselstyn, triathlète professionnel et ancien pompier, propose à ses ex-collègues de relever un défi : « On vous a acheté des produits végétaux. Donnez-vous la chance de voir ce que votre biochimie interne fera en seulement sept jours », leur annonce-t-il. Les pompiers de New York payent un lourd tribut aux maladies du cœur (77 % d'entre eux meurent à la suite d'accidents cardiaques). De quoi les convaincre de repartir avec leur panier rempli de burgers végé, de granola (mélange de céréales et d'oléagineux), de pain complet, de lait d'amande et du BFF des végans, de houmous…

Après ces sept jours d'alimentation végétale, qu'est-il arrivé ? Les pompiers ont vu leur taux de cholestérol diminuer et leur poids chuter en moyenne de 3 kilos.

« Après le repas, je n'ai pas eu envie de faire une sieste, je me sentais revigoré », s'enthousiasme un pompier. Un autre, dont le taux de cholestérol est passé de 2,76 g/l à 1,69 g/l, n'en revient pas : « Mon médecin avait peur pour moi, il me parlait déjà de cercueil ! »

Pourquoi est-ce si intéressant de voir son taux de cholestérol baisser ? Parce que le taux de cholestérol est relié statistiquement à l'obstruction des artères, ce qui favorise les accidents cardio-vasculaires. Et le cholestérol se trouve en quantité très importante dans les produits d'origine animale, qui sont aussi riches en graisses saturées.

Je ne vais pas vous assommer de chiffres (de rien, ça me fait plaisir !) mais de nombreuses études le démontrent : la consommation de fibres est inversement corrélée à la maladie coronarienne.

Que manger pour réguler son taux de cholestérol ?

- Avoine ;
- Champignons (surtout le shiitaké) ;
- Curcuma ;
- Légumes secs ;
- Soja ;
- Ail, oignons ;
- Amandes ;
- Avocats ;
- Noix ;
- Fruits et légumes.

Moins de maladies cardio-vasculaires

Dans le documentaire de Netflix, James Wilks n'a pas fait que s'intéresser au cholestérol. Pour aider son père, victime à soixante-dix ans d'une crise cardiaque, il s'est aussi penché sur la relation entre viande et maladies du cœur. Et là encore, il y a beaucoup à dire…

Est-ce que vous avez déjà vu à quoi ressemble une artère bouchée ? C'est encore moins enthousiasmant qu'un film de Ken Loach.

Peut-être pensez-vous être à l'abri de tout cela, car vous ne mangez plus de viande rouge mais seulement de la viande blanche. Blanc sur rouge, rien ne bouge ? C'est faux. « C'est plus compliqué que cela », précise le Dr Columbus Batiste, chef du département de cardiologie du Kaiser Permanente Riverside, en Californie. « Ce n'est pas que la viande rouge. C'est l'ingestion de toute protéine animale. […]. Quand la protéine animale est cuisinée, conservée ou seulement digérée, des composants hautement inflammables se forment et corrodent notre système cardio-vasculaire[34]. »

Une étude de l'université d'Oxford réalisée en 2013 estime en effet qu'une alimentation végétale réduit de 32 % le risque de développer une maladie cardio-vasculaire[35]. Elle diminue plus précisément les risques de développer une cardiopathie ischémique (atteinte cardiaque liée à des artères coronaires – celles qui mènent au cœur – partiellement bouchées). Pour le Dr Caldwell B. Esselstyn, chirurgien spécialisé en cardiologie mondialement connu, « les maladies des artères et les maladies coronariennes sont causées par la nourriture que les gens avalent au quotidien[36] ».

Les aliments à privilégier pour réduire le risque cardio-vasculaire sont ceux qui renferment des antioxydants, des fibres, du potassium et des acides gras insaturés. Voici quelques exemples[37] :

- épinards ;
- herbes aromatiques ;

- champignons noirs ;
- graines germées ;
- noix et amandes ;
- piment fort ;
- gingembre ;
- clous de girofle ;
- melon.

Moins de diabète de type 2

« Ce n'est pas parce que toute votre famille est décédée de diabète, d'un cancer ou d'une maladie cardio-vasculaire que ce sera votre cas, à vous aussi », explique James Wilks.

Avez-vous remarqué l'espèce de fatalité qui semble entourer une maladie telle que le diabète ? C'est une maladie qui a beaucoup touché ma famille, et je m'étais faite à l'idée que j'en déclarerais peut-être un. Je pense que nous sommes nombreux à nous résigner ainsi. Après tout, il faut bien mourir de quelque chose, non ? Après avoir fait des recherches et des interviews de médecins pour écrire ce livre, je sais maintenant qu'il faut arrêter de penser comme ça. Le diabète de type 2, qui touche 90 % des diabétiques, peut se contrôler, voire s'inverser. Oui, on peut devenir un ex-diabétique ! La nouvelle est de taille quand on sait que la maladie est en pleine explosion. Un adulte sur onze vit aujourd'hui avec le diabète. Il y a quatre millions de personnes touchées dans l'Hexagone et, plus inquiétant encore, entre 500 000 et 800 000 Français seraient des diabétiques qui s'ignorent[38].

Le diabète de type 2, c'est quoi ? Ce diabète comporte des anomalies de la sécrétion d'insuline et un défaut d'action de l'insuline sur différents organes, appelé insulinorésistance. Cela entraîne une augmentation du taux de sucre dans le sang[39]. Le surpoids déjà évoqué accroît le risque de cette maladie dont les conséquences peuvent être dramatiques : risque d'athérosclérose ou d'artères bouchées, risque de crises cardiaques, d'attaques cérébrales, d'insuffisance rénale, problèmes de vue et même de cécité…

Comment lutter ? On sait depuis longtemps que le régime alimentaire est important dans le contrôle du diabète. Et quand j'écris « longtemps », j'entends *vraiment* longtemps. Le plus ancien régime diabétique retrouvé date de 1 500 avant Jésus-Christ[40] ! Il préconisait l'utilisation de grains de blé, de gruau frais, de raisins, de miel, de baies et de bière douce. Je ne vais pas vous conseiller le miel parce que, quand même, vous tenez entre vos mains un livre consacré au véganisme. Outre la position de l'Académie américaine de nutrition et de diététique, sachez qu'une étude récente publiée dans la revue *Nutrients* par le Comité des médecins pour une médecine responsable de Washington montre qu'une alimentation végane riche en fruits et légumes et pauvre en matières grasses réduit les risques de diabète[41]. L'overdose d'études scientifiques vous guette, je le sais ! Vous ne lisez pas *Science & Vie* après tout. Mais sachez qu'en mai 2017, François Mariotti, professeur à AgroParisTech et spécialiste de la physiologie de la nutrition et du comportement alimentaire, l'écrivait aussi très clairement : « Il y a aujourd'hui des preuves épidémiologiques indiquant un risque plus faible de diabète de type 2 chez les personnes suivant différents types de régimes végétariens[42]. »

Les aliments à privilégier pour prévenir ou inverser le diabète sont des aliments riches en fibres et à index glycémique bas. En voici quelques-uns :

- les légumineuses (pois chiches, lentilles, fèves) ;

• les courgettes, les pois, les haricots, les flocons d'avoine, et particulièrement les choux (chou de Bruxelles, chou-fleur) ;
• les oléagineux : noix, noisettes, amandes, cacahuètes, pistaches, noix de cajou, graines de lin, graines de chia ;
• les figues, les myrtilles et toutes les baies, les oranges, les pêches, les pamplemousses, les pommes, les agrumes et les bananes.

Vous vivrez plus vieux et mieux

Aimeriez-vous vivre vieux ? À cette question, la plupart d'entre nous répondent tout d'abord « Oui ! » avec enthousiasme. Avant de préciser que vivre vieux, pourquoi pas, mais à condition d'être en bonne santé... Plutôt Line Renaud que Renaud, donc ! Cette question d'une vieillesse « longue » et en bonne santé, les habitants de Loma Linda en Californie ne se la posent pas. Comme tous les habitants de ce que l'on appelle les « zones bleues ». Un de mes amis, Jérémie Mercier, docteur en sciences environnementales, a deux obsessions : lutter contre les lobbies et explorer les cinq zones bleues existant dans le monde, où l'on vit particulièrement vieux. Je vous rassure, il n'est pas gérontophile, mais les zones bleues sont pour un scientifique des lieux fascinants. Dans ces cinq endroits, la probabilité d'atteindre en bonne santé les cent ans est dix fois supérieure au reste du monde[43] !

C'est un article de l'auteur-explorateur Dan Buettner, publié en 2005 dans le *National Geographic*, qui a mis en évidence la particularité des centenaires éblouissants de cette ville située à une heure de Los Angeles.

Ces personnes âgées les plus joyeuses au monde vivent six à neuf ans de plus que les autres habitants de la Californie. Elles sont moins sujettes aux maladies cardio-vasculaires et au cancer. Elles ont 75 % de chances en moins que l'Américain moyen de développer de l'hypertension. Elles ont 57 % de chances en moins de développer un diabète de type 2. « Toutes les maladies qui finissent par tuer les gens sont repoussées chez elles de quatre à sept ans », affirme le Dr Gary Fraser, professeur de cardiologie à l'université de Loma Linda.

Les habitants de Loma Linda n'ont pas de gènes miraculeux… Ils sont simplement végétariens. Depuis toujours.

Ils ne sont pas – encore ? – végans (tout le monde n'a pas la chance de l'être…), mais ce sont des végétariens convaincus. La moitié de la population de Loma Linda appartient en effet à l'Église adventiste du septième jour, qui prône une rigueur à la fois spirituelle et alimentaire : pas de viande, pas d'alcool, une intégration dans la vie de la communauté et de l'activité physique régulière.

Ce que mangent les centenaires de Loma Linda ? Des légumes de saison, des graines complètes, des légumineuses, des noix qu'ils consomment à raison de cinq jours par semaine, ou d'autres fruits à coques aux acides gras insaturés.

Moins de cancers du côlon et de la prostate

Si vous tapez « nutrition et cancer » dans Google, vous obtiendrez à peu près 250 millions de résultats. Vous n'avez peut-être pas envie de tous les lire – et je peux le comprendre ! D'autant plus que ces « informations » nombreuses (c'est le moins que l'on puisse dire) sont parfois contradictoires. En 2015, après analyse de huit-cents études différentes, l'OMS a classé la viande rouge comme cancérigène probable et la viande transformée (jambon, charcuterie…) comme cancérigène avéré. Dans la même classe, donc, que l'amiante, l'arsenic, le tabac. Bon appétit !

Selon l'Institut National du Cancer (INCa), le risque de cancer colorectal, qui touche près de 40 500 personnes en France chaque année, augmente de 29 % si la consommation de viande rouge dépasse 100 grammes par jour, et 21 % si l'on consomme plus de 50 grammes par jour de viandes transformées. Selon l'Académie américaine de nutrition et de diététique (encore elle !), « une méta-analyse de sept études a mis en évidence que les végétariens avaient une incidence globale de cancer inférieure de 18 % par rapport aux non-végétariens[44]. »

François Mariotti, dans la même étude évoquée plus haut (étude qui fait référence car elle a mobilisé pas moins d'une centaine de chercheurs dans le monde), énonce notamment que « divers aspects des régimes végétariens peuvent influer sur le risque de développer plusieurs types de cancers. [...]. Pour les cancers gastro-intestinaux, les données ne sont pas cohérentes, mais certaines études ont montré un risque plus faible de cancer de l'estomac et de cancer colorectal chez les végétariens. [...]. Peu de données sont disponibles pour les végétaliens mais elles suggèrent qu'ils pourraient avoir un risque réduit de cancers de la prostate et peut-être de tous les cancers combinés[45]. »

Les aliments à privilégier pour réduire les risques de cancers[46] sont :

- les choux sous toutes leurs formes : chou kale, brocoli, chou-fleur, chou rouge, chou vert, chou de Bruxelles, car ils ont de véritables propriétés anticancéreuses et sont également une grande source de calcium ;
- les noix ;
- le soja (de préférence fermenté) ;
- la choucroute (crue ou cuite) ;
- les algues ;

- les champignons ;
- les haricots secs et lentilles ;
- les graines de lin et de sésame ;
- l'ail, le curcuma, le cumin noir, la menthe, le gingembre et le romarin ;
- les fruits et légumes frais ;
- les salades au goût prononcé comme la roquette ou le cresson.

Moins d'hypertension

Les végétariens et végétaliens ont globalement une pression artérielle plus basse que celle des non-végétariens[47], ce qui induit un risque coronarien moins élevé.

Le Dr Neal Barnard, connu et reconnu par ses pairs, et le Japonais Yoko Yokoyama sont les auteurs d'une étude qui a prouvé que les consommateurs de viande ayant de l'hypertension pouvaient la réduire en mangeant des fruits et des légumes frais, des légumineuses et des céréales complètes (non raffinées) riches en fibres, en vitamines et en minéraux[48]. Certains participants à cette étude ont même arrêté de suivre leurs traitements antihypertenseurs. « Trouvez-moi un médicament capable de réussir cet exploit ! » a commenté Neal Barnard, également fondateur du Comité des médecins pour une médecine responsable (Physicians Committee for Responsible Medicine).

Les aliments à privilégier contre l'hypertension[49] sont ceux qui contiennent du potassium et des fibres :

- les épices et les herbes (qui peuvent remplacer le sel) ;
- les haricots secs et les pois chiches ;
- le soja (attention toutefois à la teneur en sel de certains steaks de soja, car le sel favorise l'hypertention) ;

- le céleri branche ;
- les légumes verts à feuille (épinards, choux, blettes) ;
- les patates douces ;
- le potiron ;
- l'ail ;
- les fruits secs (figues, abricots, pruneaux).

De meilleures érections : fuck l'impuissance !

Voilà un argument qui risque de supplanter tous les autres pour beaucoup d'hommes. Oui, oui, pas la peine de prétendre que vous ne voyez absolument pas de quoi je parle ! La « dysfonction érectile » touche près d'un homme sur deux après quarante ans... Le Dr Neal Barnard pressent malicieusement que « la menace sur la puissance sexuelle peut être plus motivante que le risque de crise cardiaque » pour passer à une alimentation végétale.

Comment ça « marche » ? Lorsqu'il y a stimulation sexuelle, le cerveau envoie un message aux vaisseaux sanguins pour qu'ils se dilatent. Une grande quantité de sang se loge ainsi dans le pénis et le rigidifie. C'est alors que survient l'érection. Si les vaisseaux sanguins ne peuvent pas se dilater, il n'y a pas d'érection, c'est aussi simple que ça ! Or, l'alimentation végétale favorise l'intensité, la fréquence et la durée des érections.

Une étude de *The American Journal of Clinical Nutrition* évoque les dysfonctionnements érectiles et affirme que 19 % de ces dysfonctionnements peuvent être améliorés en faisant plus de sport et en mangeant davantage de fruits[50]. En 2016, l'association PETA avait fait de cette heureuse nouvelle une vidéo (« Les végans tiennent plus longtemps ») jugée trop provocatrice pour être diffusée pendant le Super Bowl (finale du championnat de football américain) aux États-Unis.

En 2019, *The Game Changers* a filmé une expérience pratiquée sur trois jeunes footballeurs américains. Éminent spécialiste en urologie, auteur de *The Penis Book*, le Dr Aaron Spitz propose à ses trois cobayes de mesurer durant deux nuits la fermeté, la fréquence et la durée de leurs érections. La seule différence : le premier soir, ils mangent un burrito à la viande tandis que le second, le burrito est végan. Résultat ? La deuxième nuit, la fermeté des érections des trois sportifs avait augmenté de 10,40 % en moyenne et leur durée de… 364 %. Pas mal non ? « Les résultats sont excitants », s'enthousiasmait le Dr Spitz. « Cela va réveiller les gens qui ont un pénis comme les gens qui aiment les gens avec un pénis ! » Et parmi les gens « qui ont un pénis », on peut citer l'acteur Dolph Lundgren. Devenu végan après avoir vu le documentaire, il explique que cela l'a « aidé au lit ». Même si « cela marchait déjà assez bien avant, ma vie sexuelle s'est améliorée d'environ 50 % », a-t-il affirmé dans l'émission britannique *Good Morning Britain*.

Le Dr Jérôme Bernard-Pellet tempère mais souligne : « À long terme, oui, cela peut probablement influer car l'incapacité à avoir une érection est un des premiers signes de l'athérosclérose. »

L'alimentation végétale pourrait également avoir une incidence sur le cancer de la prostate (dit « le cancer des mangeurs de poulet », parce qu'il touche davantage les employés des abattoirs de volaille qui sont au contact de la chair crue des volatiles), sur la Dégénérescence Maculaire Liée à l'Âge (DMLA), la cataracte, l'insuffisance rénale[51]… Il y a d'autres pathologies, en revanche, sur lesquelles les médecins fondaient beaucoup d'espoir et qui se sont révélées décevantes.

L'asthme et les allergies respiratoires

La majorité des végans et des végétariens vous dira que cette alimentation lui a fait beaucoup de bien. Certains pourront préciser les améliorations de leur santé, d'autres non. J'ai constaté pour ma part que j'avais moins de migraines, une plus belle peau et une plus grande capacité de concentration.

Les effets les plus probants ont été éprouvés sur mon asthme pourtant chronique. Je ne m'en suis pas rendu compte tout de suite. C'est à Montpellier, alors que je suivais les cours de cuisine végétale d'Eva-Claire Pasquier, que j'en ai pris conscience. J'y ai rencontré Marie-France, quarante-sept ans, cuisinière dans une clinique de Martinique. Quand on a évoqué cette formation culinaire, qu'elle suivait depuis cinq jours, la première chose qu'elle m'a racontée est à quel point cette nouvelle façon de s'alimenter avait changé sa vie. Dès le premier jour de son régime sans produits animaux, Marie-France n'a plus eu à sortir sa Ventoline : plus une seule crise d'asthme ! Je me suis d'abord dit qu'elle exagérait et puis, j'ai percuté. Depuis que je suis devenue végane, mes crises n'ont pas cessé mais elles sont moins violentes, et elles se sont espacées.

Si le lien entre alimentation et asthme reste encore à affiner, (il existe toutefois une référence scientifique sur le sujet[52]), certaines études plaident en faveur d'une consommation plus importante de fruits et de légumes pour prévenir asthme et allergies respiratoires.

Voici quelques exemples d'aliments à privilégier pour prévenir asthme et allergies respiratoires :

- les légumes : tous les légumes très colorés, cresson, oignon violet, cerfeuil, poireau, radis noir, champignon shiitaké ;

- les céréales (tapioca, millet, quinoa, sarrasin) et le pain sans gluten ;
- les pois chiches ;
- les huiles de lin, de colza, de chanvre, d'olive ;
- le lait de chanvre ;
- les aromates : ail, cannelle, estragon, gingembre, thym, persil ;
- les sels : de Guérande ou d'Algarve et le sel marin non raffiné.

Je ne clôturerais pas aimablement ce chapitre si je passais sous silence une étude des chercheurs de l'université Charles de Prague en 2017[53]. Selon elle, l'élimination du lait et de la viande rouge réduit considérablement les odeurs corporelles. Je ne peux malheureusement pas en juger par moi-même… Mais si on se croise, vous me direz ?

Vous avez de quoi être fier

Héritiers d'une longue histoire

Redressez-vous, mouillez vos lèvres, sortez l'huile de massage (euh, non, peut-être pas, finalement)… Vous qui vous intéressez au végétarisme et au véganisme, sachez-le : vous êtes exceptionnel ! Dites-vous bien cela : les ignorants qui vous dépeignent plein de colère, des morceaux de chou kale entre les dents, des sandales en chanvre aux pieds ne savent pas à qui ils ont affaire. Vous êtes l'héritier d'une longue histoire, d'une pensée qui a traversé les siècles, a passionné les philosophes grecs… Et qui a érigé la compassion en modèle.

74 % des Français pensent que le véganisme est un phénomène de mode[54] ? Ils ont tort. Vous n'êtes pas seulement le descendant d'un très vieux courant de pensée : vous êtes aventureux. Si, je vous assure. Il faut l'être pour s'affranchir de la morale dominante et rompre avec ces habitudes partagées par le plus grand nombre. Il faut l'être pour affronter ceux que vous dérangez parce que vous les obligez à s'interroger sur les raisons de leur alimentation. Ils raillent de façon très structurée (ou pas) votre « vision waltdisneyrienne du monde[55] » et votre sensiblerie (c'est plutôt bien d'avoir de l'empathie, non ?). Pourtant, au fil des siècles, il y a toujours

eu des êtres humains pour aimer les animaux, et penser qu'ils ne méritaient pas de se transformer en steaks ou en nuggets, en pinceaux de maquillage, en bougies, en oreillers, en sacs, en crème solaire... Vous en faites partie, et vous avez d'illustres prédécesseurs. Des noms à qui l'on n'a pas franchement honte d'être associé ! Voici un petit résumé pour ceux qui auraient zappé les 2 700 dernières années.

Pythagore (VIe siècle avant Jésus-Christ) ne nous a pas laissé, Dieu merci, que son théorème. Le triangle rectangle, le carré de l'hypoténuse, c'était sympa (pour peu que l'on s'en souvienne), mais Pythagore nous a aussi influencés dans un autre domaine : il est considéré comme le premier à refuser de tuer et manger des animaux dans l'histoire occidentale. Le célèbre mathématicien et philosophe croyait en l'immortalité de l'âme qui pouvait, selon lui, migrer d'un corps à l'autre... Et pas forcément d'un corps humain à un autre corps humain – sachez-le, vous pourriez devenir un mille-pattes ! Il s'opposait donc au sacrifice des animaux. Il interdisait à ses élèves de manger de la viande et de porter de la laine. Un végan avant l'heure, et les heurts !

Un siècle plus tard, c'est un autre mythe qui sort du bois (ou de la caverne). Dans *La République* – un dialogue d'une incroyable modernité –, Platon explique que la consommation de viande entraîne vols, pillages et conflits. Il ajoute que les hommes se battent pour les pâturages, et que la viande creuse les inégalités et transmet les maladies.

Au Ier siècle après Jésus-Christ, rebelote ! Plutarque reprend la théorie de Pythagore : il affirme que manger les animaux est « contre-nature » et nous interroge : « Quel motif eut celui qui, le premier, consomma de la viande[56] ? »

Au XIIIe siècle, il y eut les cathares, branche du christianisme voulant vivre comme les chrétiens du premier âge, dans la pauvreté, avec une volonté de justice sociale. Les cathares étaient végétariens et prônaient la compassion envers les animaux.

Et après ? Eh bien, après, plus grand-chose. Hormis la création au XIXe siècle de quelques communautés végétaliennes, le véganisme est vraiment réapparu au XXe siècle. Un peu avant d'être la star des photos filtrées et des hashtags des instagrammeuses…

Le terme « végan » a été inventé par Donald Watson (1910-2005). C'est lui qui a cofondé la Vegan Society à Leicester, en Angleterre, en 1944. Donald Watson était professeur de menuiserie et membre de la Vegetarian Society à laquelle appartenait aussi Gandhi. La question de la consommation du lait et des œufs agitait alors beaucoup l'association. Au cours d'une conférence organisée à Londres en 1931, Gandhi avouait par exemple que la « tragédie de sa vie » avait été de devoir consommer des laitages lorsque, malade, il n'était pas en état de les refuser[57]. Le discours de Gandhi concordait avec celui de médecins anglais de plus en plus nombreux, affirmant que la consommation de lait de vache n'était pas nécessaire à la santé et que les protéines animales ne souffraient d'aucune supériorité sur les protéines végétales. Watson ne consommait déjà plus de lait. Ses motivations n'étaient pas médicales mais éthiques. Il réunit autour de lui une petite communauté (cinquante personnes) qui avait fait le même choix que lui, et fonda un journal, *The Vegan News*. Un terme qui devait être provisoire, conçu à partir des premières et dernières lettres de « vegetarian », pour différencier les végans des végétariens, et souligner que les premiers ne mangent ni produits laitiers ni œufs. Et c'est ainsi qu'en pleine guerre, alors que chacun luttait pour avoir de quoi manger, Watson emmena une poignée de végans dans sa noble cause : tenter de vivre sans exploiter les animaux.

En 1949, la Vegan Society ne revendiquait pas tant le véganisme comme un régime alimentaire que comme « le principe d'émancipation des animaux de l'exploitation humaine ». L'abolitionnisme était placé au centre.

C'est donc de cette belle lignée que vous êtes l'héritier. Vous faites partie de l'histoire des personnes qui luttent pour que soit prise en compte la notion de « sentience », cette capacité des animaux à ressentir des émotions et à éprouver l'envie de vivre. Vous faites partie de l'histoire des gens qui refusent de considérer les animaux comme de simples choses, qui ne supportent plus l'exploitation abominable des animaux par l'industrie de la viande et du lait, intrinsèquement liées.

Il y a parmi nous des militants qui, un jour de révolte, ont décidé de fonder L214, de s'engager auprès de 30 millions d'Amis, de One Voice, de la Fondation Bardot et de tant d'autres. Il y a des femmes et des hommes qui s'engagent d'une autre façon, en inventant une cuisine incroyablement bonne, variée et pas chère, en réhabilitant des légumes oubliés (Eva-Claire Pasquier, Marie Laforêt, Stéphanie Guillemette, Sébastien Kardinal, Jean-Philippe Cyr…). Il y a des dessinatrices si talentueuses qu'elles sont capables de faire rire en évoquant une chaîne d'abattage (Insolente Veggie), des philosophes (Matthieu Ricard, Théodore Monod, Florence Burgat), des astrophysiciens (Aurélien Barrau), des chercheurs (Ophélie Véron, Martin Gibert, Peter Singer), des journalistes souvent chahutés (Aymeric Caron, Hugo Clément), des blogueuses éclairées (La Carotte masquée), des vieux rockers amoureux et précurseurs (Paul McCartney et feu sa femme Linda), des acteurs inspirants (Joaquin Phoenix), des sportifs dont les records déboulonnent tous les mythes sur la force de la viande, des médecins à contre-courant (Jérôme Bernard-Pellet, Sébastien Demange). Pas mal, non ?

Comme le dit le chanteur Moby, végan depuis 1987, nous sommes en 2020 et « il n'y a pas de meilleur moment pour devenir végan ».

JE NE MANGE QUE DE LA VIANDE HEUREUSE !

« Viande heureuse » ? Deux mots qui ne vont pas ensemble. Et pourtant, avez-vous remarqué le nombre de gens qui achètent leur viande chez un « producteur local » ? Qui savent absolument « d'où elle vient » ? Mais qui l'a réellement vu, ce « producteur local » dont la simple évocation suffit à déculpabiliser et évoquer le concept de la viande heureuse* ? Allez, ne soyons pas vache et admettons qu'il existe. Il est vrai qu'il y a des conditions d'élevage meilleures que d'autres. Cependant, dans les élevages bio comme dans les élevages industriels, les veaux sont séparés de leurs mères, les poussins mâles sont gazés et il y a du temps de transport pour aller à l'abattoir – un transport stressant pour les bêtes qui sentent la mort arriver. Que l'abattoir soit bio ou pas, se pose la même question de la maltraitance (l'abattoir du Vigan dans le Gard, épinglé par L214, était bio et « en circuit court » !). Et puis... la finalité reste la même, non ? Petit producteur ou élevage industriel, vaches, veaux, cochons, poules, canards achèvent tous leur vie de misère de la même façon, dans les usines de mort.

* On peut lire une brillante démonstration autour du concept de viande heureuse sur le blog de réflexions animalistes La Carotte masquée.

L'intelligence des végans enfin reconnue !

Je sais bien que, dans quelques secondes, vous allez vous dire : « Elle va trop loin, son enthousiasme l'aveugle. » Je vous le dis quand même et cela va vous faire regretter de ne pas avoir célébré dignement en 2016 l'année de la légumineuse[58] : les végans ont un QI plus élevé. Eh oui ! Une étude publiée en 2007 par des chercheurs en psychologie[59] établit un lien entre QI et végétarisme (et ne résulterait pas de déterminants sociaux). Les professeurs Valéry Giroux et Renan Larue, qui ont déniché cet article, racontent : « Les chercheurs en question avaient d'abord comparé, en 1980, le QI d'enfants omnivores avec celui d'enfants végétariens ou végans. Tous étaient alors âgés de dix ans. Les végétariens/végans avaient en moyenne cinq points de QI de plus que les autres. Vingt ans plus tard, les mêmes individus furent de nouveau soumis à des tests. Parmi les omnivores d'alors, certains avaient entre-temps renoncé à consommer des produits d'origine animale. Il s'agissait le plus souvent de ceux qui avaient les quotients intellectuels les plus hauts. En somme, plus un enfant obtient des scores importants aux tests de QI, plus les chances sont élevées qu'il devienne végétarien à l'âge adulte[60]. »

Des travaux en neurologie révèlent également que les végétariens et végans ont une aptitude plus marquée à l'empathie : « De manière systématique, les végétariens et végans subissent une plus grande activation des zones de l'empathie lorsqu'ils visionnent des scènes de violence, et ce, indépendamment de l'espèce à laquelle appartiennent les individus qui en sont les victimes[61]. »

Laissez-moi vous rassurer : excepté ces deux exercices d'autosatisfaction (oh, ça va, ça fait du bien parfois !), il ne s'agit pas d'un livre expliquant à quel point les végans sont géniaux. Malgré tout, je suis persuadée qu'un jour les gens arrêteront de nous considérer comme des extrémistes. Je suis également certaine qu'ils ne comprendront pas que les humains aient maltraité à ce point des créatures vulnérables et se demanderont pourquoi nous ne nous sommes pas insurgés plus tôt.

Les moments où vous ferez face à de l'incompréhension, où vous vous sentirez seul au sein de votre famille ou de vos amis, où vos proches sembleront prendre à la légère des choses qui vous paraissent si graves, dites-vous que votre prise de conscience est arrivée un peu plus tôt que celle des autres... Et gardez en tête cette citation de Léonard de Vinci : « J'ai rejeté la viande très tôt dans mon enfance et le temps viendra où les hommes, comme moi, regarderont le meurtre des animaux comme ils regardent maintenant le meurtre de leurs semblables. »

Il faut le voir pour le croire (et se lancer)

Qui, parmi nous, végan ou non, a envie de faire du mal aux animaux ? Dans l'absolu, personne. Qui, parmi nous, végan ou non, a envie de voir ce que l'on fait subir aux animaux ? Dans l'absolu, personne. Et pourtant, voir, c'est prendre conscience.

Les vidéos de L214 sont nées de cette idée. Brigitte Gothière et son compagnon Sébastien Arsac ont créé l'association en 2008. « Avec, très vite, les enquêtes filmées », explique Brigitte Gothière à *Socialter*, « car elles sont hyper importantes. Sinon, les gens se disent en voyant nos tracts : "c'est pas en France, c'est pas possible[62] !" » Leur engagement est né d'un questionnement : pourquoi manger des animaux si l'on peut faire autrement ? « Nous [Sébastien Arsac et elle] sommes tous les deux issus de filières scientifiques, il nous fallait des preuves et des arguments et nous n'en avons trouvé aucun pour continuer à manger de la viande », continuet-elle. Leur première vidéo a été réalisée avec les caméscopes familiaux dans l'élevage d'un producteur de foie gras. Les autres ont suivi, terribles, montrant la réalité derrière les chiffres, derrière ce milliard d'animaux tués chaque année en France[63].

Les vidéos sont très dures, oui. Mais est-ce parce que c'est très dur qu'il nous faut l'occulter ? Elles racontent la mise à mort des bêtes aux jambes tremblantes et aux culs mouillés (face à la peur, les bêtes nous ressemblent : elles se font dessus), des animaux agonisant, bougeant encore suspendus au rail qui les mène à la découpe[64], encore conscients parce que le matador[65] a vrillé ou que le temps entre l'étourdissement et la mise à mort a été trop long et qu'ils se sont réveillés. Des canetons mâles jetés à peine nés dans la benne d'équarrissage où ils meurent lentement de soif, ou des veaux épuisés que l'on frappe ou sur lesquels on saute à pieds joints, une chèvre écartelée… Il y a aussi les porcs paniqués, enfermés dans une fosse à CO_2, procédé asphyxiant qui brûle leurs voies respiratoires et provoque une douleur extrême, les pauvres poulets plongés dans un bain d'eau électrifié. Des poulets que l'élevage intensif a transformés en créatures aux corps difformes, quatre fois plus gros qu'il y a cinquante ans[66]. Dans les hangars au sol souillé où ils grandissent, leur démarche est déséquilibrée car ils penchent vers l'avant, emportés qu'ils sont par leur poitrine surdéveloppée. Les consommateurs raffolent des blancs de poulet…

Ces vidéos que tout le monde connaît (même si beaucoup ne se sentent pas suffisamment « armés » pour les visionner) font parfois bouger les choses. Parfois, non, car la filière ne se laisse pas faire. L214 – soit 30 000 adhérents et 700 000 abonnés sur les réseaux sociaux – doit régulièrement faire face à des procès. La France suivra-t-elle l'exemple des

États-Unis, où le lobby de l'élevage a imposé dans plusieurs États des lois (surnommées « ag-gag laws » ou « lois bâillons de l'agriculture ») interdisant que l'on photographie, filme et diffuse les conditions dans lesquelles sont détenus les animaux de rente[67] ? Nous n'élevons plus les animaux, nous les produisons. Nous ne le faisons pas encore dans des immeubles comme en Chine, mais cela viendra peut-être un jour si nous continuons à consommer deux fois plus de viande que la moyenne mondiale.

Dans les locaux parisiens de L214, nichés au fond d'une impasse, Brigitte Gothière bataille, discute longuement avec les avocats au téléphone, envisage avec eux des recours auprès de la Cour européenne des droits de l'homme, évoque son conjoint Sébastien Arsac, responsable des enquêtes et parti sur le terrain. Ce n'est pas pour rien que L214 figure aujourd'hui parmi les treize associations les plus efficaces du monde en matière de protection animale[68]. Quand on l'interroge sur ce « classement », Brigitte Gothière relativise, cite d'autres associations tout aussi actives, invoque la cause animale qui monte en France. « Je me souviens que lorsque Fabrice Nicolino a sorti son livre[69] », renchérit-elle, « nous nous étions dit "Waouh, quel pavé dans la mare ! On ne verra plus ça avant au moins dix ans". Et puis, en fait, tout s'est enchaîné. Il y a eu un livre d'Aymeric Caron, puis Jonathan Safran Foer et d'autres comme Franz-Olivier Giesbert ou Marcela Iacub… »

Rien n'est jamais tout à fait gagné. La fondatrice de L214 sait notamment les politiques frileux face au poids économique que représente la filière agroalimentaire. Un exemple ? La vidéosurveillance dans les abattoirs, promesse de campagne d'Emmanuel Macron, n'a finalement pas été rendue obligatoire…

Les premiers abattoirs sont apparus à Paris au début du XIXe siècle parce que les Parisiens ne supportaient plus de voir des bouchers abattre les bêtes dans leurs arrière-boutiques. Puis les Parisiens n'ont plus supporté ces usines à mort en pleine ville : les abattoirs ont quitté la capitale pour s'installer à la campagne au milieu de nulle part. Il y en a plus de 250 en France et ils sont ultra-protégés. 80 % d'entre eux présentent, selon l'inspection de la protection animale, des « non-conformités »[70]. Les ouvriers d'abattoirs (80 000 en France) morflent sévèrement. Ils s'abîment, s'alcoolisent parfois. Tous partent en vrille dans l'indifférence[71]. À nous les barbecues, à eux la barbarie. Chacun son métier et les vaches seront bien gardées ? Eh bien, non, justement.

Le paradoxe de la viande

On mange un poulet en caressant son chat, on se régale d'un hamburger en s'émerveillant devant un documentaire animalier, on sert un steak à ses enfants après les avoir amenés dans une ferme pédagogique… Jamais, dans l'histoire, nous n'avons été aussi concernés par le respect du bien-être animal. Pourtant, nous dévorons ces mêmes animaux dont nous prétendons tant nous soucier. Nous participons à leur exploitation, nous les laissons être tués dans des conditions abominables. D'un côté, on aime manger de la viande, mais de l'autre, on ne veut pas faire souffrir les animaux.

« Il faut refaire le lien entre la viande et les animaux[72] », affirme Brigitte Gothière. C'est d'autant plus important que nous sommes ainsi faits que, même après avoir visionné une vidéo abominable, nous nous empressons de l'oublier…

C'est cette dame, par exemple, qui m'a demandé, lors d'un dîner, pourquoi je ne mangeais pas de viande. Je commençais à peine à lui expliquer qu'elle m'a arrêtée : « Je ne veux pas parler de ça ! » Ah bon ? Pourquoi poser la question, dans ce cas ? C'est vrai qu'il est difficile d'être face à ses contradictions : dire qu'on aime les animaux tout en les mangeant. C'est ce qu'on appelle le « paradoxe de la viande ». Et si, comme cette dame, ces contradictions vous mettent mal à l'aise, vous êtes un exemple de dissonance cognitive. Késako ? C'est un état d'inconfort psychique que l'on ressent lorsque l'on se trouve en contradiction avec ses croyances et certains de ses actes[73].

Face à la dissonance cognitive, l'être humain a en général plusieurs types de réactions. Imaginons que vous êtes en train de manger une omelette et que j'ai décidé de pourrir votre repas en vous racontant l'abominable vie de la poule issue d'un élevage industriel. Cette même poule qui vous nourrit ce soir. Vous avez alors quatre façons de réagir.

1) Soit vous changez de comportement et devenez végan (c'est la décision la plus radicale).

2) Soit vous minimisez les effets négatifs de votre comportement, en disant que, de toute façon, le problème est d'ordre structurel et va bien au-delà de vous.

3) Soit vous minimisez la valeur des informations que je vous donne et qui vous dérangent : « Es-tu sûre de ce que tu me racontes sur l'élevage ? Es-tu sûre qu'accrochée par les pattes, tête en bas, à quelques secondes du bain d'eau électrifiée, la poule comprend qu'on va la tuer ? »

4) Soit vous avez recours à des informations « dissonantes », en trouvant des arguments pour légitimer la souffrance de la poule : « L'œuf a une excellente qualité nutritionnelle, j'en ai absolument besoin pour ma santé[74]. »

La chercheuse en sciences sociales et figure du mouvement végan Ophélie Véron y a consacré un très long et excellent article sur son blog Antigone XXI[75]. Elle y explique comment, pour l'industrie, il s'agit d'abord de désindividualiser les animaux que l'on mange (on ne parle pas de cochon, on parle de porc), puis de les déprécier (les chiens sont intelligents, mais les vaches sont idiotes), enfin de les « fragmenter » (un cochon devient un morceau de jambon). Allez le lire, vraiment.

Et puis, il y a tous les autres subterfuges de l'agroalimentaire… Cette histoire de « tradition » attachée aux produits carnés, que l'on présente comme « authentiques » ou « véritables » et qui laissent penser qu'on a toujours fait comme ça. Il y a aussi cette façon moins concrète, plus lointaine, de représenter l'animal. Ce n'est pas une photo mais un dessin qui orne votre boîte de fromage. Il arrive aussi que l'on ridiculise l'animal en faisant croire qu'il accepte d'être mangé. Comme la vache « donne » son lait, le cochon « donne » sa chair. J'ai gardé en mémoire l'enseigne d'une grande boucherie à l'angle de la rue d'Alésia et de la place Victor-et-Hélène-Basch, à Paris : on y voyait un cochon chagriné se faisant sermonner par une petite fille qui lui disait : « Pleure pas, grosse bête, tu vas chez Noblet. » Ben oui, un peu de tenue, quoi !

Qu'est-ce que l'antispécisme ?

C'est un courant de pensée philosophique et moral formalisé dans les années 1970 après la parution en 1975 d'un ouvrage majeur du philosophe australien Peter Singer, *La Libération animale*. L'antispécisme s'oppose au spécisme, qui place l'espèce humaine au-dessus de toutes les autres et introduit une hiérarchie entre les animaux, accordant en outre plus de considération à certaines espèces animales (chats, chiens, chevaux) qu'à d'autres (ovins, bovins, animaux d'élevage et animaux sauvages). Au nom de ce spécisme, l'homme justifie sa domination, il serait supérieur aux animaux car il aurait des caractéristiques propres telles que la conscience de soi, l'intelligence, la raison... Ce spécisme autoriserait les hommes à élever et tuer des animaux par milliards puisque, face à l'être humain, ces animaux ne comptent pas. Pour les antispécistes, les intérêts de tous les êtres (et donc de tous les animaux vertébrés), à partir du moment où ils éprouvent des sensations, doivent être considérés à égalité et regardés en fonction de ce qu'ils vivent et de ce qui leur importe*.

* Pour une présentation plus détaillée, consultez le très bon article de L214 : www.l214.com/antispecisme.

La Javel et le poulet

Dissocier l'animal vivant de l'animal mort que l'on a dans son assiette est l'obsession de l'industrie de la viande. Auditionné au printemps 2016 par des parlementaires dans le cadre de la commission d'enquête sur les conditions d'abattage des animaux de boucherie dans les abattoirs, Jean-Paul Bigard, patron du groupe Bigard et de la marque Charal, l'a exprimé : couper le lien dans l'esprit des consommateurs entre les animaux et la viande est un axe très important de sa communication. Évoquant la publicité télé de l'un de ses produits, « les hachés de nos régions », il raconte : « Avec les hachés de nos régions, on voit furtivement, pendant une seconde, un troupeau de vaches normandes. Mais tout de suite après, on parle de viande et surtout pas de ce qui se passe dans l'abattoir[76]. » Le patron, dont la famille est la 168e plus riche de France[77], reconnaît investir dans ces campagnes « des sommes considérables, d'énormes budgets[78] », tout en précisant « mais c'est nécessaire ! » Il s'est naturellement prononcé contre la vidéosurveillance dans les abattoirs : « Nous n'avons aucun intérêt à mettre en scène et à ouvrir [au public] le début d'une chaîne d'abattage[79] » a-t-il concédé. Montrer de quelle façon meurent les bêtes que l'on abat est devenu le grand interdit.

Cinq ans durant, le groupe Bigard, qui détient 70 % du marché de la viande[80], a refusé de communiquer ses comptes comme la loi l'y oblige. Une trentaine de députés exhortant le groupe à s'exécuter ont fait chou blanc. Il n'a cédé que parce que les associations L214 et Lanceur d'alerte, ainsi que la journaliste Inès Léraud et l'éleveur Pierre Hinard l'avaient poursuivi en justice. Le plus dérangeant est peut-être moins ce mépris des lois que cette opacité assumée de l'industrie de la viande. Pourtant, à l'heure des scandales alimentaires à répétition[81], les industriels ont intérêt à jouer la transparence, car la méfiance à l'égard des produits d'origine animale grandit. Plus d'un quart de ceux qui, en France, renoncent à la viande le font d'abord par souci de leur santé[82].

Comment leur donner tort lorsque, selon l'Institut national du Cancer, 20 à 25 % des cancers en France sont imputables aux comportements alimentaires[83] ?

Parfois, même ceux qui fabriquent ces produits refusent de les manger, c'est dire ! Christophe Brusset, industriel de l'agroalimentaire aujourd'hui repenti, en est l'exemple. Il raconte comment il a dissuadé sa femme de manger des crevettes congelées... Elles étaient pourtant commercialisées par l'entreprise dans laquelle il travaillait à l'époque ! La raison ? « Elles contenaient du chloramphénicol : un antibiotique puissant et pas cher, que l'on administre aux crevettes dans certains pays en les mélangeant à leur nourriture. Cela évite les infections qui peuvent découler de leur confinement en grand nombre dans les bassins d'élevage. C'est un produit super efficace mais très dangereux. Il provoque une anémie, qui peut être mortelle pour les personnes sensibles. Bien qu'interdit en Europe et dans tous les pays développés, la plupart des pays producteurs l'utilisent encore[84]. »

Son livre a beau avoir fait grand bruit dans notre pays, Christophe Brusset est stupéfait de voir que rien n'a changé : aucun politique ne l'a appelé, par exemple, pour en discuter. Pourtant, ces crevettes congelées sont loin d'être un cas isolé. L'administration d'antibiotiques touche tous les animaux d'élevage : 83 % des 800 millions de poulets tués chaque année en France, 96 % des cochons, 99 % des lapins de chair élevés dans l'Hexagone… Les antibiotiques, finalement, c'est bien automatique ! Pour résumer, près de la moitié des antibiotiques produits dans le monde sont donnés aux animaux[85] pour leur permettre de survivre aux conditions de promiscuité que leur fait subir l'élevage intensif et éviter la prolifération des bactéries.

Pourquoi est-ce dangereux ? Parce que l'administration des antibiotiques à outrance, comme on le fait actuellement, développe l'antibiorésistance, ce qui signifie, pour résumer, que les antibiotiques deviennent inefficaces. Cette antibiorésistance touche les hommes comme les animaux. Les bactéries issues des élevages peuvent se transmettre aux humains, via la viande, le lait, les œufs, les cultures lorsqu'elles sont irriguées avec de l'eau contaminée par les matières fécales des animaux ou fertilisées avec du fumier animal. Si cette situation perdure, on pourra à l'avenir mourir de maladies que l'on sait aujourd'hui soigner car les antibiotiques ne seront plus efficaces.

Voici un exemple, parmi tant d'autres, d'antibiorésistance : selon un rapport européen de 2009 (la dernière étude disponible à ce jour), 76 % des carcasses de poulet (y compris bio) seraient contaminées par la bactérie *Campylobacter*[86], la maladie bactérienne qui touche le plus les Européens[87]. Décelée chez 69,8 % des poulets, cette bactérie est désormais résistante à un antibiotique extrêmement important en médecine humaine, le ciprofloxacine[88].

C'est précisément pour combattre ces bactéries que l'Agence de sécurité sanitaire de l'alimentation, de l'environnement et du travail (Anses ex-Afssa) recommande de nettoyer scrupuleusement votre plan de travail et vos mains lorsque vous manipulez de la volaille crue...

Voilà comment le régime carné impacte votre santé et celle de vos proches, parfois de manière irrémédiable.

Et vous savez quoi ? C'est nous qui finançons ces pratiques. Car nous subventionnons l'élevage. Interbev, le lobby de la viande, comme le souligne L214, « est subventionné par l'État et l'Union européenne, pour plusieurs centaines de milliers d'euros chaque année. [...] On se retrouve en fait face à un organisme parapublic qui dépense des dizaines de millions d'euros pour influencer les comportements des consommateurs. L'habitude aidant, plus personne ne se pose une question élémentaire : est-ce vraiment normal[89] ? » La situation est la même partout dans le monde. Ainsi, aux États-Unis, le chanteur Moby s'interroge : « Plutôt que de dépenser des milliards de dollars en soins de santé, pourquoi ne pas simplement cesser de subventionner les choses qui rendent les gens malades[90] ? » N'en déplaise à certains puissants, la question mérite d'être posée.

Se renseigner sur l'alimentation végétale, mettre en cause notre système et tenter de vivre en accord avec ces valeurs n'est pas toujours évident. Cela demande des efforts et de l'ouverture d'esprit. Croyez-moi, vous avez de quoi être fier.

Viande et lait : la carte jeune

Que font les fabricants de produits laitiers quand ils veulent rajeunir leurs marques ? Ils adoptent la « stratégie du cool » – autrement dit, ils s'adressent aux youtubeurs. De préférence, pas à ceux qui ont quatre followers, dont leurs parents et leur prof de maths... Début 2019, Mister V (5 millions d'abonnés), Squeezie (13 millions d'abonnés, ce qui en fait le youtubeur le plus suivi de France), Radio Sexe, Kameto et Zack Nani (top 3 des podcasts les plus écoutés à l'époque sur Spotify) ont vanté sur les réseaux et leurs chaînes YouTube les produits des professionnels de la filière laitière. Tout cela n'était pas gratuit : le Centre National Interprofessionnel de l'Économie Laitière (CNIEL) consacre 500 000 euros à la communication digitale sur les 20 millions d'euros annuels destinés à la communication et la promotion. Auprès des jeunes, l'objectif est de faire oublier « cette image très négative de lobby[91] ». À coups de vannes échangées sur Twitter avec les influenceurs, le compte du CNIEL est passé de 2 000 à 146 000 *followers*. « Ils nous mettent bien », a confié à *Streetpress* la youtubeuse Myriam Manhattan (90 000 abonnés en 2019), en précisant : « Je comprends qu'ils veulent rajeunir le blaze. » Tout à son entrain, l'un des youtubeurs, ASMJOEL, remettait même à sa place l'association PETA. « On va absolument pas t'écouter, vive le lait, vive les protéines », tweetait-il en réponse à un post de l'association de protection animale, qui rappelait quatre raisons de ne pas boire du lait de vache :

1) L'industrie du lait est cruelle.

2) Le lait contient du pus, du sang et des hormones.

3) Cela peut être relié à l'acné, l'obésité, les maladies cardiaques et au cancer.

4) C'est bizarre de consommer le lait d'une autre espèce.

Quatre bonnes raisons, non ? Oublions donc la « stratégie du cool » et optons pour celle de la réalité.

« Je crois qu'ils nous méprisent »

Nous sommes aujourd'hui, sur Terre, les seuls mammifères à boire le lait d'une autre espèce. Généralement, l'enfant humain n'a plus besoin de lait au-delà de l'âge de trois ans. Bizarrement, nous continuons pourtant à consommer du lait et tous ses dérivés : fromage, yaourt, boisson lactée parfois jusqu'à notre mort… Avons-nous vraiment besoin des hormones qui sont censées faire grandir un veau qui pèsera entre 600 et 700 kilos à l'âge adulte ?

La plupart d'entre nous pensent que la vache produit tout le temps du lait. Mais non ! La vache est comme nous, un mammifère. Cela veut dire que, pour produire du lait, il faut qu'elle ait un bébé. Elle produit en effet du lait pour nourrir son petit. Comment la vache fait-elle pour être aussi souvent pleine ? Elle est inséminée artificiellement.

La vache, donc, donne du lait. Donne, vraiment ? Coupés comme nous le sommes de la réalité des élevages, nous pensons (ou préférons croire) que la vache a « trop » de lait et que ce n'est qu'après avoir allaité son petit qu'elle en donne généreusement le surplus au fermier. On prend, en fait, tout son lait à la vache. Elle n'alimente même pas son petit qui, lui, est nourri… au lait en poudre. Son veau, d'ailleurs, lui est retiré quelques heures à peine après sa venue au monde. Pourquoi ? Parce que la plupart des vaches retiennent en effet leur lait pendant la traite si elles savent que leur veau attend pour téter.

Pour cet animal à l'instinct maternel développé, la séparation avec son bébé est déchirante. Vous avez peut-être vu ces vidéos où la vache court autant qu'elle le peut derrière la camionnette qui emmène son petit… Séparée de lui, elle peut l'appeler pendant des jours et des jours. Il est même arrivé que des vaches défoncent des clôtures pour tenter de retrouver leur progéniture. Vous avez peut-être lu aussi cette histoire si triste de la vache qui voulait s'occuper de son veau. Elle est rapportée par l'autrice québécoise Élise Desaulniers qui la tient de la vétérinaire Holly Cheever : « La scène se déroule près de Syracuse, dans l'État de New York, au début des années 1980. À l'époque, de nombreuses vaches ont encore accès à l'extérieur, ce qui n'est plus le cas aujourd'hui. Une vache met bas, seule dans un champ. Comme d'habitude, son veau est amené à l'étable peu de temps après. La mère est en pleine forme et, entre les traites du matin et du soir, elle est en liberté dans un vaste pâturage. Mais le propriétaire est inquiet. Le pis de sa vache est vide, elle ne produit pratiquement pas de lait. Après plusieurs jours sans montée de lait, il fait appel au Dr Cheever qui examine l'animal et ne constate rien d'anormal. L'éleveur continue de chercher. Ce n'est qu'un peu plus tard qu'il trouve l'explication au problème, en suivant sa vache au fond du pré. Elle va y rejoindre un autre veau. En fait, onze jours plus tôt, elle a donné naissance à des jumeaux et personne ne s'est rendu compte de la présence du second veau. Après quatre mises bas où ses petits lui ont été arrachés, c'est la première fois qu'elle peut enfin allaiter. Malgré les supplications du Dr Cheever, le veau qui vide les mamelles de sa mère lui est enlevé. La vache de Syracuse ne doit pas être distraite de sa vraie mission : donner du lait… aux humains[92]. »

Mais où est donc emmené son veau, ce « sous-produit laitier » ? Dans un élevage intensif, où, pendant plusieurs mois, il va pousser, vivre, survivre – je ne sais pas quel est le mot le plus approprié – au milieu d'une armée de semblables, bourrés d'antibiotiques et, en France, volontairement anémiés. Les consommateurs français aiment spécialement la chair blanche, moralement plus acceptable qu'une chair sanguinolente. Les veaux les plus faibles seront euthanasiés. Quelques femelles seront épargnées pour renouveler le troupeau des vaches laitières.

Le journaliste Franz-Olivier Giesbert a décrit ces hangars à engraissage, ces « manufactures à escalopes » : « Parfois quand ils lèvent leur museau humide pour nous observer, leurs regards semblent accusateurs, en tout cas las et fatigués de nous voir. Je crois qu'ils nous méprisent. Ils ont raison. Si on est un homme, on ne peut que détourner les yeux devant les leurs[93]. »

Giesbert décrit des veaux en manque de mère, léchant tout ce qui s'intéresse à eux, y compris la main qui va les mener à la mort. Ils sanglotent aussi. Comme les nouveau-nés qu'ils sont. En octobre 2019, L214 a recueilli le témoignage d'un acheteur de veaux, racontant des petits trop faibles, « fracassés » à coups de marteau ou pendus à des fourches de tracteur. Les associations L214 et Eyes on Animals ont filmé l'interminable trajet – cinquante heures – des veaux nourrissons d'Irlande (âgés de deux à trois semaines) vers des centres d'élevages intensifs aux Pays-Bas. On y voit un employé qui saute à pieds joints et à plusieurs reprises sur un veau projeté au sol. Les associations ont porté plainte pour acte de cruauté. Et ce qui est vrai pour les veaux l'est aussi pour les agneaux et pour les chevreaux. On parle certes ici d'élevage intensif, pas d'élevages familiaux où les agriculteurs soignent leurs bêtes et les font vivre en plein air, mais, pour rappel, l'élevage intensif concerne 80 % des animaux en France[94].

Et la vache ? Eh bien, pour stimuler sa production (intensive) de lait[95], elle sera à nouveau inséminée puis donnera naissance à des veaux à raison d'un chaque année, veaux qui lui seront à nouveau arrachés. « Oh ! ça va, elle n'a pas de mémoire, on s'en fout », diront certains. Ils ignorent que les vaches sont des animaux aux structures sociales complexes, capables de développer des liens avec des gens qui les entourent et de créer de petits groupes d'amies. « De vrais gangs de filles », explique Élise Desaulniers.

Au bout de huit ans de cette vie de misère où se succèdent grossesses, séparations, chagrin, mammites (infection des pis) à répétition, la vache laitière sera envoyée, épuisée, à l'abattoir où sa chair sera transformée en steak haché. Et sa peau deviendra des sacs, des chaussures, des fauteuils en cuir. Dans une autre vie, naturelle, elle aurait pu vivre vingt ans.

Outre le lait, le fromage – ce produit français phare – fait partie de ce cercle infernal. Pour beaucoup d'entre nous – moi la première –, supprimer le fromage a été la chose la plus difficile. Il y a plusieurs hypothèses pour expliquer ce goût. Le lait de la vache renferme du gras et nous sommes faits pour aimer le gras. Une autre hypothèse est que le lait de vache contient un dérivé de la morphine appelé casomorphine. Plus précisément, le lait de vache contient une protéine appelée caséine qui est ensuite transformée en casomorphine (un dérivé de la morphine, donc) dans notre tube digestif. La casomorphine est aussi présente dans le lait humain mais en proportion bien moindre (26 grammes de caséine par litre pour la vache contre 2,7 grammes pour l'être humain). La caséine pourrait créer un sentiment d'accoutumance et de bien-être. Vous voyez comme le bébé humain semble heureux quand sa maman l'allaite ? Eh bien, la caséine du fromage pourrait provoquer ce même sentiment gentiment planant… J'utilise cependant le conditionnel parce qu'aucune étude scientifique sérieuse ne permet pour l'instant de corroborer cette thèse.

Tant que nous voudrons du lait, les choses seront ainsi.

Tant que nous voudrons du fromage, les choses seront ainsi.

C'est à tout cela que je pense quand me prend l'envie d'une pizza au fromage. Essayez, vous verrez comme cette fringale va vite passer.

Le mythe du lait qui rend les os forts

A-t-on toujours consommé autant de produits laitiers en France ? Pas vraiment.

Vous êtes sûrement trop jeune pour vous rappeler du verre de lait dans les écoles, institué en 1954 par le président du Conseil Pierre Mendès France (pour une fois, moi aussi !). Si la découverte de la pasteurisation, au XIXe siècle, a marqué l'industrialisation du lait, la consommation n'a vraiment décollé qu'après la Seconde Guerre mondiale. En 1954, la motivation première de Pierre Mendès France était de lutter contre la consommation d'alcool qui avait lieu… jusque dans les écoles ! L'argument de la santé d'une boisson « saine » venait après. Il s'agissait de donner aux petits Français un concentré de vigueur.

Les arguments de la santé, justement. Jusqu'en 1981 au moins, année de l'invention du fameux slogan « Les produits laitiers sont nos amis pour la vie », on était convaincu des effets positifs du lait sur la santé.

Depuis, c'est un peu plus nuancé. Une sorte de méfiance s'est installée et a fait baisser la consommation de lait en France de 61 litres par an et par personne en 2003, à 51 litres en 2015[96]. Les produits laitiers sont accusés de provoquer des allergies, de l'acné, de favoriser le diabète, le cancer de la prostate et d'avoir un effet pro-inflammatoire…

Qu'en est-il réellement ? Pour tout vous dire, trouver une information fiable sur le sujet est assez difficile. Il y a aujourd'hui abondance d'études qui sont très contradictoires, et les médecins se gardent bien d'avoir une position tranchée sur le sujet. L'Agence nationale de sécurité sanitaire de l'alimentation, de l'environnement et du travail (Anses) a elle-même classé les produits laitiers dans le groupe des aliments qui comportent à la fois des risques et des bénéfices pour la santé !

Le nouveau Programme National Nutrition Santé (PNNS) a aussi réduit la voilure : il conseille désormais non plus trois mais deux portions de produits laitiers par jour, soit « une consommation suffisante mais limitée[97] » (drôle d'expression quand même !). « Une étude suédoise affirme qu'il y a une plus grande mortalité chez les gros buveurs[98] de lait de vache que chez les petits buveurs, mais elle mériterait d'être confirmée par d'autres études. Le seul lien avéré est pour moi le lien entre produits laitiers et cancer de la prostate », conclut Jérôme Bernard-Pellet.

Il n'y a, en réalité, qu'une seule chose sur laquelle les médecins s'accordent : les produits laitiers ne préviennent pas du tout l'ostéoporose. Dans un extraordinaire cas d'hypnose collective, c'est pourtant ce que les lobbies ont réussi à nous faire croire pendant des années.

« On nous a seriné pendant des années cette idée extrêmement simpliste », remarque le Dr Bernard-Pellet. « On nous a raconté que "prévention de l'ostéoporose = calcium". Mais dans la santé des os, il y a beaucoup d'autres paramètres : l'importance de la vitamine D, de la vitamine K, du magnésium, le fait de ne pas boire d'alcool, de ne pas fumer, de faire de l'exercice physique… » Un simple constat suffit d'ailleurs à faire valser les idées fausses : « C'est en Suède, le pays où l'on consomme le plus de produits laitiers, qu'il y a le plus de fractures », poursuit le praticien. « En Chine et au Japon, là où l'on en consomme le moins, il y a, en revanche, le moins d'ostéoporose. » Quand la propagande des lobbies tombe sur un os…

Les bénéfices du lait sur la santé n'étant pas avérés, n'hésitez pas à tenter des alternatives, d'autant qu'elles sont nombreuses. Aujourd'hui, vous avez le choix : lait d'amande, lait de coco, de noisette, d'avoine, de cajou, de riz, de chanvre… On les trouve facilement en supermarchés et magasins bio. Je n'ai pas de marques à vous recommander car, contrairement aux laits animaux qui sont plutôt uniformes en goût et en texture, les laits végétaux ne se ressemblent pas toujours. Un lait de soja pourra être par exemple totalement différent d'une marque à l'autre.

Privilégiez les laits végétaux sans sucres ajoutés et enrichis en calcium, certaines marques proposent des laits enrichis en vitamines (D et B12 mais, attention, la supplémentation pour cette dernière reste nécessaire).

Pour les chocolats chauds, vous pouvez prendre, par exemple, du lait d'amande (mon préféré) ou du lait de noisette ; pour les cafés au lait, ceux d'avoine, de riz ou de cajou conviennent bien ; pour une mousse onctueuse et un café réussi façon *latte*, les laits Barista (marques Oatly ou Alpro) sont très bien. Le lait de soja est plus adapté pour les yaourts maison, mais si vous souhaitez en faire avec un autre lait, pensez à utiliser de la fécule (maïzena, arrow-root, tapioca) ou un gélifiant (agar-agar) qui seront nécessaires pour obtenir une texture épaisse. Concernant les pâtisseries, le lait de noisette rajoutera une saveur supplémentaire dans un gâteau au chocolat, tout comme le lait végétal aromatisé à la vanille dans un gâteau aux pommes. Enfin, pour les préparations salées, optez pour les laits végétaux aux saveurs les plus neutres comme ceux de soja, de riz ou d'avoine…

Et si cela vous amuse, sachez qu'on peut très bien fabriquer soi-même son lait. 100 à 200 grammes d'amandes dans le mixeur mélangés à 500 ml d'eau puis filtrés vous donneront par exemple un lait bien plus riche en amandes qu'un lait acheté dans le commerce.

Concernant le fromage, la marque Sojami, disponible en magasins bio et parfois en supermarché, fait un très bon tartinable ail et fines herbes. En magasin bio, les marques Jay et Joy ou La petite Fraw proposent des alternatives bluffantes. Enfin, j'ai adoré les fromages végétaux des Nouveaux Affineurs, un peu plus chers, qui sont disponibles en ligne. N'oubliez pas non plus la levure maltée : saupoudrée sur des plats et salades, elle donne un goût de fromage qui, franchement, remplit bien son rôle.

Vous trouverez ci-dessous un tableau indiquant nos besoins en calcium.

Les besoins en calcium par tranche d'âge

0 - 3 ans	500 mg par jour
4 - 6 ans	700 mg par jour
7 - 9 ans	900 mg par jour
10 - 18 ans	1 200 mg par jour
18 - 24 ans	1 000 mg par jour
À partir de 25 ans	950 mg par jour
Personnes végétaliennes	525 mg par jour

Source : Association végétarienne de France.

Viande : le combat des cantines

« Vas-y, tu peux le manger, c'est du rôti… » Ce n'est pas très glorieux, quand même, de mentir à une enfant de trois ans. C'est pourtant ce qui est arrivé à la fille de l'un de mes amis, Jérémie Mercier. Jérémie est scientifique, bardé de diplômes, coach en santé naturelle[99], et il est très préoccupé par les questions d'alimentation qu'il développe via des programmes en ligne. Chez lui, il n'y a ni viande ni poisson, et quasiment pas de produits laitiers. Pour l'instant, sa femme et lui décident de l'alimentation de leurs filles, mais ils aborderont le sujet avec elles lorsqu'elles auront sept ans afin qu'elles puissent y réfléchir par elles-mêmes. En attendant cet « âge de raison », elles sont végétariennes. Le mot « viande », sa fille le connaît : elle sait qu'à la maison, on n'en mange pas. Mais le rôti, elle ignore en revanche ce que c'est… « Quand elle demandait à la cantine ce qu'était cette chose qu'on voulait lui faire avaler, on lui répondait : "C'est du rôti, tu peux en manger !" Résultat : elle a mangé du rôti pendant un an. »

Voilà comment l'école a délibérément menti à une petite fille de trois ans que l'on savait végétarienne jusqu'à ses sept ans au moins. Non pas que l'école lui veuille du mal ; elle ne lui souhaite – évidemment ! – que du bien. Mais le personnel de la cantine pense, lui aussi, que la viande rend forts les enfants.

C'est dans les écoles que les plus grands combats se mènent aujourd'hui. Tout le monde, les lobbies comme les associations, l'a bien compris. Car c'est durant l'enfance que se forment les habitudes alimentaires de demain. Les enjeux sont de taille : chaque année, c'est un milliard de repas qui sont proposés dans les cantines scolaires. Au menu, plus de 80 000 tonnes de produits carnés et plus de 120 000 tonnes de produits laitiers. De plus, les industriels savent qu'en matière de consommation, les enfants sont prescripteurs au sein de leur famille : ils sont les seuls – et heureusement ! – à faire une crise au milieu des rayons.

Selon Greenpeace, 69 % des enfants du CP au CM2 mangent en effet de la viande ou du poisson tous les jours[100]. Une alimentation en décalage total avec les prescriptions du GIEC qui regroupe tout de même le travail d'une centaine de scientifiques de cinquante-deux pays. Une hérésie ! « Dans les assiettes des enfants, on a globalement deux tiers de protéines animales pour un tiers de protéines végétales », nous explique le Dr Sébastien Demange, médecin généraliste, membre de la commission nutrition-santé et trésorier de l'Association végétarienne de France. « Alors qu'il y a globalement un consensus scientifique pour dire qu'on devrait inverser le ratio. »

Une étude menée par Laure Ducos, chargée de campagne et porte-parole Agriculture et Alimentation à Greenpeace France, à laquelle a contribué le Dr Demange, démontre qu'entre la maternelle et le collège, les petits Français consomment deux à quatre fois trop de protéines animales, en comparaison des apports conseillés par les scientifiques de l'Anses. C'est énorme, « alors que la carence en protéines des enfants relève du mythe ! » rappelle le médecin. « La véritable carence des petits Français est une carence en fibres (la viande n'en contient pas) comme l'a montré une étude de FranceAgriMer[101] qui établit que 40 % des enfants de zéro à dix-huit ans mangent moins d'un fruit et légume frais par jour. » Et cette surconsommation de protéines risque d'avoir des répercussions sur le long terme : « Le problème, c'est qu'en alimentation, l'excès est souvent pire que la carence », soupire le Dr Demange. « Car on peut lier l'excès de protéines à plus d'obésité, plus de maladies cardio-vasculaires, plus de diabète… C'est d'autant plus marqué quand les protéines sont d'origine animale. »

Alors, demain, tous diabétiques ? Vous ne verrez pas immédiatement sur vos enfants l'effet d'une surconsommation de protéines animales. L'impact sur leur santé se verra des années, voire des dizaines d'années plus tard…

Mais pourquoi donc l'école française fait-elle sciemment surconsommer de la viande et des produits laitiers à nos enfants, si cette surconsommation est si nocive ? Elle leur en veut ? L'école agit par ignorance (le vieux mythe de la viande et de ses protéines), par paresse (la répétition d'habitudes alimentaires)… Mais aussi parce qu'elle est perméable aux lobbies. Dans un rapport de 2017[102], Greenpeace démontrait comment les lobbies de la viande, des produits laitiers et de l'agro-industrie avaient littéralement coécrit les recommandations nutritionnelles françaises qui gouvernent l'alimentation dans les écoles. Ceux qui influaient sur les recommandations nutritionnelles et encourageaient à consommer trop de viande étaient les mêmes qui vendaient cette viande[103]. Dingue !

« Sans surprise », écrit Greenpeace, « celles-ci [les recommandations] préconisaient des quantités bien trop élevées de viande et de produits laitiers conduisant à des apports en protéines démesurés et à des taux de gaspillage alimentaire importants (notamment en matière de coûts), les enfants n'étant pas en mesure de consommer de telles quantités. » Ah oui, parce qu'en plus d'être mauvaise pour la santé, on sert de la viande pour qu'elle finisse à la poubelle...

En 2015, le Programme National Nutrition Santé, qui rédige en France les recommandations nutritionnelles, a en outre été épinglé par un rapport de l'Institut Général des Affaires Sociales (IGAS) pour son incapacité à lutter contre les lobbies de l'agroalimentaire[104]. Il n'est pas inutile de préciser que le PNNS est un programme piloté par le ministère de la Santé en lien avec l'ensemble des ministères concernés dont le ministère de l'Économie, des Finances et de l'Emploi[105].

Il faut ajouter à cela le travail d'influence que font les lobbies du lait (le CNIEL) et de la viande (Interbev) qui vont à l'intérieur des écoles organiser des ateliers pour « informer » et éduquer les enfants sur le sujet de la nutrition. Sous un prétexte louable – celui de renouer le lien entre les enfants et les animaux de la campagne –, Interbev distribue en effet BD, tatouages éphémères ou autres cadeaux et recettes où le lobby explique quel est, de son point de vue, un repas équilibré... « J'ai fait un décryptage de l'information que l'on donne aux enfants », témoigne le Dr Sébastien Demange. « En gros, on leur explique qu'un repas est bâti autour de la viande. Il y a la viande au milieu et puis, après, il y a les accompagnements. Ça donne l'idée qu'un vrai repas, c'est un repas avec de la viande. Le minimum », poursuit le médecin, « ce serait qu'on fournisse de la documentation aux enfants qui ne soit pas financée par Interbev. » En riposte, L214 a tenté d'occuper le terrain. Via sa filiale Éducation, l'association a donc développé ses propres actions et proposé des interventions en milieu scolaire. Dans son bureau parisien, Brigitte Gothière, l'infatigable co-fondatrice de L214, montre le magazine *Mon Journal animal* réalisé en partenariat avec la fondation 30 millions d'Amis. Il y est question de problématiques environnementales, de portraits de scientifiques, de quiz sur les animaux… L'édition de janvier 2019 traite, par exemple, du plastique dans les océans, du métier de primatologues, d'histoires autour de l'intelligence animale. Pas de quoi fabriquer des milliers de Greta Thunberg ni de mettre les écoliers dans la rue. « Personne ne trouve rien à redire au contenu de ce journal », déclare Brigitte Gothière. Rien de sanglant, rien de militant : juste un journal d'éveil… Pourtant, les agriculteurs ont hurlé à l'« agri-bashing » (le fait de décrédibiliser l'agriculture) et dénoncé la propagande. Les ministères de l'Éducation nationale et de l'Agriculture ont recommandé aux responsables d'établissements scolaires de décliner les propositions d'intervention de l'association et de privilégier « les intervenants formés et issus d'associations conventionnées ou agréées par l'Éducation nationale ». Sur cette liste figurent 195 associations, et sur les 195, aucune n'est dédiée à l'alimentation[106]. Reste que la Fédération des Conseils de Parents d'Élèves (FCPE) n'est pas contre les interventions de L214 dans les écoles…

Va-t-on encore longtemps laisser à l'agribusiness le soin de nourrir – et d'éduquer sur le sujet de la nutrition – nos enfants ?

La loi EGALIM, issue des États Généraux de l'Alimentation, va peut-être aider à cette prise de conscience. Là aussi « peut-être », car les associations ne sont pas très épaulées… Cette loi, entrée en application le 1er novembre 2019, impose qu'une fois par semaine un repas végétarien soit proposé aux enfants dans les cantines. Proposé et non imposé. On ne peut pas dire que cette loi a vraiment fait l'objet d'une grosse communication gouvernementale… L'Association végétarienne de France a donc financé des campagnes d'affichage avec Greenpeace et la FCPE. Le site vegecantines.fr a été lancé pour faire face aux demandes des collectivités et des chefs de cantines ne sachant pas comment concevoir un menu végétal équilibré. « On a anticipé pour accompagner les collectivités bien avant la mise en application de la loi. On a voulu éviter ce qui s'est passé au Portugal, où des assiettes végétales insipides avaient été proposées aux enfants », détaille Clémence Landeau, chargée de plaidoyer à l'AVF et directrice du Smmmile festival. Puis, il a fallu faire face aux questionnements des parents : « On nous a tellement asséné qu'il fallait de la viande à nos enfants que les parents sont légitimement inquiets », accorde le Dr Demange. « Mais quand on prend le temps de leur expliquer les choses, ils comprennent. »

Au passage, l'Association végétarienne de France regrette que la France « n'ait pas, à ce jour, émis de recommandations claires sur le végétalisme[107] ».

Le hic, c'est que les lobbies sont loin d'avoir dit leur dernier mot… Dans ce domaine, en particulier, le lobbying est plutôt « décomplexé »[108]. En juin 2019, par exemple, le congrès de la Société française de pédiatrie comptait au nombre de ses sponsors… McDonald's France ainsi que le Centre National Interprofessionnel de l'Économie Laitière[109] (CNIEL). « Sur le site Web du congrès », sourit amèrement Jérôme Bernard-Pellet, « il y avait les sponsors qui rendent diabétiques… et ceux qui soignent le diabète ! » Big Agra et Big Pharma réunis…

Au programme du congrès, une conférence du président, le Pr Patrick Tounian, était intitulée « À quelles carences nutritionnelles s'exposent les enfants et adolescents végétariens ? » On ne s'étonnera pas que ce médecin soit devenu la bête noire (le mot est faible) des associations végé. Aucun risque de le croiser dans un salon Veggie World, d'autant qu'il reconnaît volontiers ses liens d'intérêt avec Nestlé, Danone ou Carrefour[110]. Interrogé sur la présence de McDonald's dans ce congrès, il a choisi d'assumer : « Interdire les McDo, le Coca et les pizzas chez les enfants obèses », a-t-il argué, « c'est de la maltraitance. La majorité des enfants aiment ces aliments et ils ne font pas plus grossir qu'autre chose. C'est purement idéologique. Un menu McDo n'est pas plus gras qu'un menu steak-frites au restaurant. Et le Coca n'est pas plus sucré que n'importe quel jus de fruits pur jus sans sucres ajoutés. Il suffit de regarder l'étiquetage[111]. » Au passage, le professeur se déclarait « affligé du niveau de connaissances des rares médecins qui cautionnent le végétalisme, pourtant régulièrement mentionnés par ses adeptes comme des références[112] ». C'est beau, la confraternité ! Jetées aux oubliettes les positions officielles de l'Académie américaine de nutrition et de diététique, de la Société italienne de nutrition humaine, les recommandations de l'Agence de santé australienne et celles de l'Agence de santé britannique.

En France, la viande est un marqueur social. Ultra-subventionnée, elle n'est pas vendue à son juste prix, à son prix réel : elle devrait coûter beaucoup plus. Pour défendre leur action dans les écoles, les pro viande soutiennent l'idée selon laquelle c'est le seul endroit où les enfants des milieux les plus défavorisés peuvent manger ce dont ils ont besoin. C'est vrai ! Raison de plus pour leur expliquer que l'on trouve dans les végétaux tous les acides aminés que notre corps réclame. Pourtant, aujourd'hui, ce sont toujours les enfants des familles défavorisées qui consomment le plus de viande à bas prix et de mauvaise qualité. Ceux des milieux plus aisés vivent, en revanche, dans des foyers qui commencent à comprendre l'intérêt nutritionnel d'une alimentation végétale et à s'affranchir des vérités toutes faites sur la viande qu'on nous sert depuis des années.

La viande qui rend fort

Dans ce pays, tout semble être contre les végans. Même les mots ! Je vous entends déjà : non seulement les végans sont extrêmes, mais, en plus, ils sont paranos ! Pensez juste à ce détail linguistique... En Angleterre, la viande se dit *meat*, un mot de l'ancien anglais qui signifie « aliment ». En Allemagne, c'est *Fleisch*. En Espagne, c'est *carne*. Et en France, le mot « viande » vient du latin *vivenda*, ce qui signifie : « ce qui sert à la vie, ce qui est nécessaire à la vie ».

À l'origine, le terme *vivenda* recouvrait la nourriture dans sa globalité... Mais au XIVe siècle, sans que l'on ne sache vraiment pourquoi, le terme « viande » n'a plus désigné que la chair des animaux terrestres. La viande, et rien d'autre, est donc devenue synonyme de vie. Si on vous pose la question : « Ton enfant ne mange pas de viande ? », on sous-entend, généralement : « Bah, tu fais comme tu veux, tu es sa mère après tout, mais sache que tu le prives de ce qui est nécessaire à la vie... » Allez tenir tête à la maîtresse et aux grands-parents, après ça !

En France, la plupart d'entre nous ont donc grandi avec cette certitude que l'on ne peut se passer de viande car la viande rend fort. C'est le postulat appris, aujourd'hui encore, dans les écoles de médecine. C'est peut-être ce que vous dira votre médecin de famille. Parce que la viande rend fort, c'est d'abord une nourriture pour les hommes. Réfléchissez… Qui fait le barbecue quand vous allez chez des copains ? En général, madame prépare le taboulé et monsieur se charge des brochettes, parfois avec un beau tablier rescapé de la fête des Pères (genre « Si tu veux frôler la perfection, passe à côté de moi »). Avant, il rentrait de la chasse ; maintenant, il rentre de chez Lidl. La fatigue n'est pas tout à fait la même (quoique…). Qu'importe, il reste l'homme fort, celui qui se bat contre le feu qui ne démarre pas et brandit triomphalement, au bout de son pic, son chapelet de merguez et ses blancs de poulet marinés !

Aux hommes, la barbaque, aux femmes, la salade : c'est ce que l'on appelle le sexisme alimentaire, et nous y sommes confrontés chaque jour. La publicité n'aide pas, la pensée dominante non plus. À l'été 2019, la une d'un grand quotidien national se réjouissait que les hommes se préoccupent enfin de leur santé et de leur poids : « Régime : messieurs, c'est aussi pour vous ! » titrait le journal. Parmi les conseils dispensés, la recommandation n° 9 illustre bien ce phénomène : « Comme vos copines, picorez plutôt des tomates cerises, radis et minicarottes ! »

Mais comment faisaient nos ancêtres qui mangeaient moins de produits carnés ?

Au Moyen Âge, par exemple, la chasse était réservée à la noblesse ; les paysans devaient se contenter d'une nourriture faite d'un mélange de céréales, de légumes et de légumineuses. Étaient-ils moins forts ou moins virils ? Pas vraiment. Puisque l'on parle des ancêtres, remontons jusqu'aux gladiateurs. Les gladiateurs étaient végans. Ou, en tout cas, majoritairement végétariens !

Dans le cimetière de l'ancienne ville d'Éphèse, en Turquie, reposent les restes de 53 personnes dont 22 gladiateurs ayant vécu au IIe ou IIIe siècle. Des chercheurs en médecine légale des universités de Vienne et de Berne ont soigneusement examiné leurs ossements et en ont conclu que les gladiateurs étaient « principalement végétariens[113] » au point qu'ils étaient surnommés « hordearii », autrement dit « mangeurs de haricots[114] ». Leur nourriture était semblable à celle des Romains (Éphèse était alors la capitale de la province romaine d'Asie) : blé, orge, froment, haricot, avoine, souvent servis en bouillie avec des fruits et légumes. Esclaves, délinquants ou prisonniers de guerre, les gladiateurs n'avaient pas droit aux agneaux, veaux, poulets disposés sur les banquets sacrificiels dont les meilleurs morceaux étaient réservés aux dieux. Leur alimentation ne différait de celle du reste de la population que sur un point : ils avalaient pour se booster une « boisson aux cendres » (évoquée par Pline l'Ancien) censée les aider à cicatriser et fortifier leurs os : « Les cendres issues de plantes étaient de toute évidence consommées pour fortifier le corps après un effort physique et pour aider à une meilleure cicatrisation osseuse », analyse Fabian Kanz, pathologiste légiste à l'université de Vienne, et coauteur de l'étude. « Cela ressemble à ce que nous faisons aujourd'hui : nous prenons du magnésium et du calcium (sous forme de comprimés effervescents, par exemple) après un effort physique. » De fait, les gladiateurs avaient un apport beaucoup plus élevé en calcium… Penser que les combattants des arènes mangeaient principalement des plantes est contraire à tout ce que l'on nous a toujours fait croire sur la nutrition, non ?

D'où viennent, d'ailleurs, les protéines des hamburgers et des entrecôtes ? Des plantes que la vache mange ! C'est ce que répète à l'envi Patrik Baboumian, 1,71 m, 125 kilos, des bras de 50 cm de circonférence, sacré en 2011 « l'homme le plus fort d'Allemagne ». Il peut soulever jusqu'à 555 kilos. Vous voyez l'ascenseur du bureau qui tarde à démarrer le matin car rempli de collègues ? Eh bien, Patrik Baboumian l'expédierait au 4e étage d'une seule main, ou presque. Il s'entraîne en lançant des machines à laver dans des terrains vagues et en retournant des voitures. Baboumian, qui a cessé de manger de la viande en 2006, aime raconter cette anecdote : « Quelqu'un m'a demandé : "Comment peux-tu être aussi fort qu'un bœuf sans manger de viande ?" Je lui ai répondu : "As-tu déjà vu un bœuf manger de la viande ?" »

Les bobards

Il y a souvent des dialogues impossibles entre ceux qui sont végans et ceux qui ne le sont pas. Les non-végans posent parfois des questions pleines de mauvaise foi : « Qu'est-ce que tu en sais que les animaux souffrent ? » ; hypocrites : « Je trouve ça beau, ton engagement » ; ou encore d'une importance mineure : « Comment il faisait, l'homme préhistorique ? » Il y a aussi des vérités toutes faites liées pour la plupart à la santé, qui se répètent année après année, voire siècle après siècle.

Voici donc un petit inventaire de ce qui relève du bobard et de ce qui n'en relève pas, avec le concours du Dr Jérôme Bernard-Pellet.

« Un végan souffre forcément de carences »

Vous avez remarqué ? Le moindre rhume, le petit coup de mou, l'ongle qui casse, voire la légère irritabilité... Et hop, c'est la faute aux carences ! Marrant comme tout le monde devient nutritionniste quand il s'agit d'accuser vos prétendues carences de végans. Or *toute* la population française est carencée, sans le savoir.

La grande différence, c'est que ceux qui font confiance à l'industrie agroalimentaire ne se préoccupent pas de ce problème. Ils n'en ont même pas conscience ! « Dans l'ensemble de la population, la carence en divers micronutriments est généralisée (magnésium, zinc), dont des carences vitaminiques (vitamine D, C et B9 entre autres). C'est un véritable problème de santé publique », affirme le Dr Jérôme Bernard-Pellet. « On surestime l'importance des carences dans le régime végan, alors qu'il y en a globalement moins que dans une alimentation classique. À quelques exceptions près, comme la vitamine B12, les végans ont plus de facilités à couvrir leurs besoins. » C'est le point positif : parce qu'elles sont l'objet de toutes les attentions, les carences des végans ont au moins le mérite d'être identifiées.

Prenons le temps de faire un point sur les manques en fer, en zinc et en calcium qui touchent aussi, rappelons-le, toute la population française.

La carence en fer

Selon l'OMS, la carence en fer touche près de 30 % de la population mondiale[115]. Soit 2 milliards de personnes – dont énormément de femmes. Les végans ne passent pas à travers les gouttes.

Il faut savoir qu'il existe deux types de fer. Le fer héminique est présent dans les aliments d'origine animale (abats, viande rouge, poisson, fruits de mer). Il est absorbé à hauteur de 15 à 35 % par l'organisme.

Le fer non héminique est présent seulement dans les végétaux. Son absorption, régulée, est très variable : elle va de 1 à 22 %. Elle est faible en cas de surcharge en fer et augmente considérablement en cas de manque de fer[116]. Pour en maximiser l'absorption, il est recommandé de consommer de la vitamine C dans un même repas, en accompagnant les végétaux riches en fer de persil, de poivron, de brocoli, de tomate ou de fruit en fin de repas.

Outre la question de l'absorption, qui peut être problématique si l'on ne fait pas attention, le fer d'origine végétale suffit amplement aux besoins humains. À noter également : les produits animaux contiennent un mélange de fer héminique et de fer non héminique, et la cuisson transforme une partie du fer héminique en fer non héminique.

Les besoins nutritionnels en fer pour les adultes sont les suivants : 11 mg/jour.

Aliments riches en fer

Aliments	Teneur en fer pour 100 g
Algues nori	234 mg
Thym, menthe, basilic	100 mg
Cacao en poudre	48,5 mg
Tomates séchées	9,89 mg
Pain multi-céréales	9 mg
Lentilles	6,51 mg
Haricots blancs	7,94 mg
Graines de lin	10,2 mg
Graines de chia	7,7 mg
Pois chiches	5,36 mg

Source : Association végétarienne de France.

La carence en zinc

Elle fait partie des carences les plus courantes chez les végans. En effet, parmi les dix premières sources de zinc, huit sont d'origine animale. Cette carence peut être responsable de ces rhumes à répétition ou de cette fatigue qui vous gagne…
« Le zinc est un nutriment plus dur à trouver pour les végans

que pour les omnivores », concède le Dr Bernard-Pellet. « Le tahin, c'est-à-dire les graines de sésame broyées, est par exemple une très bonne source de zinc. » Ça ne vous dit rien ? Pourtant, il sert à confectionner sa majesté le houmous, remplace la crème fraîche, s'utilise aussi en sauce dans les salades ou comme base de pizza ! Mais il n'est pas le seul à apporter du zinc, comme le dit le Dr Bernard-Pellet, c'est le cas de « tous les oléagineux également, noix, noisettes, amandes, cacahuètes, pistaches… »

Les besoins nutritionnels en zinc sont les suivants :

- pour les femmes : 11 mg par jour ;
- pour les hommes : 14 mg par jour.

Aliments riches en zinc

Aliments	Teneur en zinc pour 100 g
Pain de seigle	10 mg
Cacao en poudre non sucré	6,9 mg
Noix de cajou et pignons de pin	5,4 à 5,6 mg
Noix de pécan	4,7 mg
Pain aux céréales ou complet	3,6 à 3,9 mg

Source : Association végétarienne de France.

La carence en calcium

Selon le médecin Bernard-Pellet, « couvrir ses besoins en protéines et en fer est assez facile. Mais quand on est végan, il faut avoir quelques connaissances pour assurer ses apports en calcium. Si on ne fait pas cet effort-là, on va le payer en diminuant la solidité des os. Une étude de 2007[117], confirmée par une autre en 2018, a en effet montré que les végans qui consommaient moins de 550 mg de calcium par jour avaient une augmentation du risque de fractures. »

Une chance, on trouve du calcium en abondance dans les végétaux. Je le rappelle : les produits laitiers ne sont pas les sources les plus riches en calcium, contrairement aux idées reçues. En effet, on trouve du calcium dans les fruits et les légumes frais, dans les céréales et les légumineuses, dans les graines et les oléagineux, dans les herbes et les épices, dans les fruits secs.

Les besoins nutritionnels en calcium sont les suivants[118] :

- pour les adultes omnivores : 950 mg/jour ;
- pour les adultes végétaliens : 550 mg/jour.

Aliments riches en calcium

Aliments	Teneur en calcium pour 100 g
Graines de sésame	975 mg
Amandes	269 mg
Soja (tofu)	282 mg
Figues séchées	162 mg
Chou frisé	150 mg
Noix du Brésil	150 mg
Épinards cuits	136 mg
Chocolat noir	73 mg

Source : Association végétarienne de France.

« Un végan manque de B12 »

Cette information est vraie et primordiale à retenir. Personnellement, l'idée de la supplémentation m'a longtemps gênée. Comment pouvons-nous dire que toutes les ressources nécessaires à l'alimentation existent dans le règne végétal alors que nous devons absolument nous supplémenter en B12 ? Cette vitamine ne se trouverait-elle que dans les produits animaux ? C'est un peu plus compliqué que ça…

Qu'est-ce que la B12 ?

Découverte le 12 décembre 1947, la vitamine B12 ne se trouve en quantité suffisante dans aucun végétal ni aucune algue de consommation courante. Oubliez les rares sources végétales contenant possiblement de la B12 active. Ces solutions sont encore trop chères et pas suffisamment éprouvées. Cela changera peut-être un jour.

Cette vitamine est produite par des micro-organismes. Ces micro-organismes se trouvent soit dans le sol et dans les plantes, soit dans le tube digestif de certains animaux (les mammifères herbivores, en particulier) où ils vivent en symbiose.

Lorsqu'ils ne mangeaient pas de viande, nos ancêtres n'avaient pas de problème pour dégoter de la B12 à notre connaissance. Ils la trouvaient probablement dans les souillures (miam !), dans l'eau des rivières, elle-même polluée par les déjections des troupeaux, les feuilles des sous-bois qui leur servaient de papier toilette (décidément !) et dans les bactéries présentes sur la peau de légumes dégustés sans même les laver. Vous avez dit hygiène ? « On ne se rend pas compte, mais la conscience même qu'il existe des bactéries est récente », rappelle Jérôme Bernard-Pellet, « c'est une idée qui émerge réellement au XIXe siècle. » Maintenant que nous faisons attention à l'hygiène (un peu plus, en tout cas), nous ne la trouvons plus que dans les produits animaux… ou dans des cachets.

Pourquoi cette vitamine est-elle indispensable ? Parce qu'elle participe à la fabrication des globules rouges (qui transportent l'oxygène), des globules blancs (nos défenses immunitaires) et des plaquettes (qui permettent d'arrêter les saignements). Elle contribue également à l'entretien du cerveau et du système nerveux. Autant dire qu'il faut absolument vous supplémenter en B12 si vous ne mangez pas de viande, de poisson, de lait et, dans une moindre mesure, d'œufs.

Si l'on en manque, voici les symptômes : des fourmillements aux extrémités, une diminution de la force motrice, des pertes de mémoire, une modification de l'humeur voire une dépression... Si la carence en B12 n'est pas comblée rapidement, votre système nerveux peut être altéré. En ce qui concerne les enfants, les dommages sont plus rapidement irréversibles que chez l'adulte. Et là, je sens bien que je vous ai perdus. Découvrir les effets d'un manque de vitamine B12 dissuaderait à peu près n'importe qui d'adopter une alimentation végétale.

Alors, les végans, on la ramène moins cette fois, hein ?

Eh bien, non, parce que les végans ne sont pas les seuls à être supplémentés. Aujourd'hui, les animaux d'élevage sont eux aussi supplémentés. Ils ne produisent pas naturellement la majorité de la B12 qui transite par eux. La B12 qu'ils mangent est comme celle que nous avalons en cachets, produite à l'aide de bactéries génétiquement modifiées.

La plupart de la vitamine B12 produite dans le monde va en effet... non pas aux végans mais aux animaux d'élevage[119] ! S'ils étaient élevés dans la nature, cochons et bovins trouveraient de la B12 dans le sol ou en produiraient eux-mêmes dans le cas des ruminants. Ce n'est aujourd'hui plus le cas pour la plupart d'entre eux, car ils grandissent au sein d'élevages intensifs, loin d'un milieu naturel. Ils doivent donc, eux aussi, être supplémentés. Dans le cas des ruminants, pourtant producteurs de B12 dans leur panse[120], il semblerait que les éleveurs en utilisent malgré tout pour augmenter les rendements. La B12, que les mangeurs de viande pensent donc trouver « tout naturellement » dans la chair animale est en réalité une vitamine produite qui n'a fait que transiter dans les organismes des animaux qu'ils consomment…

On résume : les végans prennent de la B12 en comprimé tandis que les non-végans consomment la même B12 « stockée » dans des animaux qui ne servent que de transmetteurs. En réalité, les non-végans sont donc les principaux consommateurs de suppléments de B12.

Alors, les non-végans, on la ramène moins, hein ?

Pour pousser le raisonnement encore plus loin : est-il plus grave d'être dépendant d'une seule chose, en l'occurrence un comprimé de B12, ou d'être dépendant, en plus de la B12, de la quantité de produits utilisés dans l'élevage intensif ? Fongicides, insecticides, antibiotiques, suppléments de calcium, de zinc, de cobalt…

Aujourd'hui et depuis des années, des millions de personnes prennent donc chaque jour cette B12 qui s'achète en pharmacie, sans ordonnance, en magasins bio, sur les boutiques en ligne pour un faible coût (3 euros par mois pour un adulte). Les enfants, les bébés peuvent et doivent être également supplémentés.

Il faut également savoir qu'on a longtemps cru qu'un surdosage de B12 était sans conséquence, mais les praticiens sont en train de revenir sur cette idée : « L'idée dominante, que j'ai moi-même eue pendant très longtemps, est que la vitamine B12 n'a pas de toxicité. On pouvait surdoser, pensant que cela n'avait pas de conséquences », confirme Jérôme Bernard-Pellet. « Mais si la B12 est utilisée dans les élevages comme facteur de croissance, c'est que cela doit favoriser la multiplication cellulaire… Je pense que l'idée que vous pouvez y aller sans risque est imprudente. Il vaut mieux rester dans les doses physiologiques, en prendre un peu chaque jour, plutôt qu'une dose massive une fois par semaine[121]. »

La dose adulte journalière de B12 est, selon le Dr Bernard-Pellet, de 25 µg par jour environ. Elle est également valable pour les femmes enceintes.

Pour vérifier votre taux de B12, demandez à votre médecin. S'il vous propose un examen sanguin, demandez-lui plutôt une analyse plus fiable, qui mesure la concentration en acide méthylmalonique (AMM) dans les urines. Sans ordonnance, elle coûte une quarantaine d'euros. Avec une ordonnance, vous serez remboursé par la sécurité sociale française. Cet examen reste peu connu des généralistes. Certains, comme le mien, ne le connaissait pas, mais n'hésitez pas à insister.

« Un végan manque d'oméga 3 »

Cette affirmation n'est pas fausse. La question de savoir où trouver des oméga 3 quand on ne mange pas de poisson dérange. C'est probablement celle qui suscite le plus de réponses évasives et de regards de côté quand on la pose. C'est normal : les sources d'oméga 3 sont rares dans le règne végétal comme dans le règne animal.

Végan ou non, c'est « le point faible de toute alimentation courante en Occident », affirme le Dr Jérôme Bernard-Pellet.

Ce n'est cependant pas parce que cette question est compliquée qu'il faut la mettre sous le tapis. Nous n'avons pas d'autre choix que de trouver des oméga 3 dans notre alimentation, car, au contraire d'autres types de lipides, notre organisme est incapable d'en fabriquer. En manquer est un petit peu ennuyeux : les oméga 3 sont des acides gras dits « essentiels », utiles pour réduire le risque de maladies cardio-vasculaires, préserver le « bon » cholestérol, prévenir la dégénérescence maculaire liée à l'âge et stabiliser nos émotions. Enfin, c'est ce que certaines études ont déduit. Car, comme nous l'expose Jérôme Bernard-Pellet, les effets négatifs de cette carence en oméga 3 ne sont pas si clairs chez les végans : « Ces problèmes ne sont pas surreprésentés chez les végans. La plupart des végans n'auront pas de soucis ; d'autres seront plus sensibles à une carence pour des raisons génétiques. La limite des études scientifiques, même si elles sont irréprochables, c'est que nous ne sommes pas tous des clones. »

Loin de moi l'idée de vous faire réviser votre cours de SVT (ou de science nat, pour celles et ceux à qui ce nom évoquerait quelque chose), mais je me dois de vous dire qu'il existe deux types d'oméga 3 :

- les oméga 3 « à chaîne courte », représentés par l'acide alpha-linolénique (surnommé affectueusement « ALA »), d'origine végétale ;
- les oméga 3 « à chaîne longue », représentés par l'acide eicosapentaénoïque (ou EPA) et l'acide docosahexaénoïque (ou DHA) et essentiellement d'origine animale. On les trouve principalement dans les poissons gras, notamment le saumon, la morue, les sardines, le flétan, le hareng. L'organisme humain est capable de fabriquer de l'EPA et du DHA à partir de l'ALA.

Les oméga 3 EPA et DHA, c'est-à-dire d'origine animale dans la pratique, ont longtemps été plébiscités, mais les scientifiques sont en train de revoir leurs positions, car les poissons sont pleins de mercure et de polluants.

D'ailleurs, d'où les poissons tirent-ils leurs oméga 3 EPA et DHA ? « Ce n'est pas qu'ils en fabriquent. Les poissons carnivores mangent juste des poissons végétariens qui, eux-mêmes, mangent des algues. Les microalgues ainsi que les bactéries (dans une moindre mesure) qui synthétisent l'EPA et le DHA sont le point de départ de ce nutriment pour la chaîne alimentaire marine », résume le Dr Bernard-Pellet[122].

Vous me voyez venir ? Les poissons ne sont finalement que des transmetteurs ! Comme les animaux pour la B12. Ils tirent en réalité leurs oméga 3 du règne végétal. Pour ma part, je préfère laisser les poissons se la couler douce et aller me servir directement dans les végétaux.

Les besoins nutritionnels en oméga 3 sont les suivants : 10 g/jour pour un adulte.

Il y a plus particulièrement deux super-aliments très intéressants pour subvenir à ses besoins en oméga 3 et que l'alimentation moderne avait fait tomber en désuétude.

Les graines de lin : très consommées en France avant la Seconde Guerre mondiale, les graines de lin contiennent 23,1 grammes d'oméga 3 de type ALA pour 100 grammes, ainsi qu'une quantité importante de calcium. Elles doivent être moulues pour libérer leur huile, car c'est elle qui contient ces oméga 3. Voici leurs caractéristiques :

- elles sont reconnues pour leurs propriétés cardio-protectrices[123] ;
- elles protègent du cancer du sein grâce à la présence de composés spécifiques que l'on appelle les lignanes[124] ;
- elles participent à la régulation de la tension artérielle et à l'élasticité des vaisseaux ;

- elles contribuent à augmenter le taux de « bon » cholestérol[125] ;
- elles ont un effet anti-inflammatoire[126].

Les graines de chia : ce sont ces petits points noirs étonnamment photogéniques, que l'on voit dans de nombreuses recettes de desserts ou salades. Originaires du Mexique et déjà consommées par les Aztèques et les Mayas, ces graines de chia (« kia » ou « chia » : personne ne sait vraiment comment prononcer leur nom) contiennent 17,8 grammes d'oméga 3 pour 100 grammes.

Pas la peine d'en prendre des quantités phénoménales : 10 grammes par jour, c'est l'équivalent d'une cuillerée à soupe. Il est en revanche nécessaire de moudre les graines de chia pour libérer leur huile. Sinon les manger ne servirait à rien.

Si le goût du poisson vous manquait trop, tournez-vous vers des substituts. En effet, on trouve maintenant, surtout sur Internet, une large gamme de simili-poissons : des bâtonnets de citron et de nori qui peuvent ressembler à des nuggets, des tartares d'algues ou encore des « fishless steaks ». Sur le site Odontella, par exemple, vous trouverez un « saumon » végan fait à partir d'algues dont le goût est vraiment bluffant. Cette imitation poisson 100 % végétale a l'avantage d'être riche en oméga 3 EPA et DHA. Un must !

« Un végan manque d'iode »

Il n'y a que les végans pour se poser ce genre de question. La majeure partie de la population, non végane, trouve en effet l'iode dans le poisson ou les animaux d'élevage (ces derniers trouvent de l'iode à travers la nourriture qu'on leur donne et ne sont donc que des « transmetteurs »). De façon assez étonnante, on la trouve aussi dans le lait : « La majorité de la population en France obtient son iode par les produits laitiers », explique le Dr Sébastien Demange, « parce qu'on nettoie le pis des vaches et le matériel pour faire la traite avec des produits iodés. Quand les vaches sont blessées, on applique de l'iode sur la blessure pour l'aider à cicatriser. La population est aussi supplémentée en iode sans le savoir, car les industriels en rajoutent dans le sel de table. »

Personne ne se pose donc la question, sauf les végans. Ils ont bien raison de se la poser, d'ailleurs, car l'iode est en effet indispensable pour permettre le bon fonctionnement de la glande thyroïde. Cette glande joue un rôle essentiel puisque les hormones de la thyroïde augmentent la production de chaleur, favorisent la bonne utilisation des glucides, des lipides et des protéines, entre autres[127]. En cas de carences, les adultes peuvent souffrir de goitre et d'une production insuffisante d'hormones thyroïdiennes appelée hypothyroïdie[128].

Les enfants peuvent quant à eux perdre bêtement des points de QI.

C'est en effet parce qu'ils ont manqué d'iode que ces derniers sont passés à la postérité comme les « crétins des Alpes »... Oui, ils ont vraiment existé, ce n'est pas seulement une des insultes préférées du capitaine Haddock. Entre 1830 et 1900, ils ont été 50 000 à naître dans les massifs des Alpes et des Pyrénées. Ces pauvres hères affublés de goitres et de handicaps physiques (surdité) et mentaux étaient qualifiés « d'animaux vivants ». Les familles les cachaient ou les envoyaient à l'asile quand ils n'étaient pas exploités comme cobayes par la science[129]... La science de l'époque a suspecté les miasmes d'altitude, la toxicité géologique, la qualité des eaux ou encore la consanguinité des familles. Les médecins se sont disputés (et ont perdu du temps) avant de se rendre compte que ces pauvres gens souffraient en réalité d'insuffisance thyroïdienne. L'affaire a été réglée avec quelques distributions de sel de cuisine iodé et de pastilles spécialement préparées pour les enfants. Grâce à cela, les « crétins des Alpes » ont cessé de naître…

C'est une triste histoire qui montre bien qu'il ne faut pas rigoler avec la carence en iode, surtout chez les enfants. Heureusement, des cas aussi graves ne sont plus possibles car il y a toujours un peu d'iode dans nos repas aujourd'hui.

Alors, où trouve-t-on de l'iode quand on est végan ? Principalement dans les algues :

- wakamé ;
- dulse ;
- goémon noir ;
- kombu ;
- kelp ;
- ouessane ;
- nori avec lesquelles sont faits les makis.

Il faut toutefois les consommer avec parcimonie car ces algues en contiennent de très fortes doses (notamment le kelp et le kombu). Pour info, le fait de consommer seulement un seul gramme de kombu breton séché par mois suffit à couvrir vos besoins !

Si vous n'aimez pas les algues, je ne saurais vous conseiller d'utiliser plus de sel iodé en raison de son lien avec l'hypertension artérielle. Vous pouvez en revanche vous tourner vers certains végétaux comme la clémentine ou les cacahuètes. Cependant, la teneur en iode des végétaux est aléatoire car elle varie en fonction de la composition des sols de culture. Vous pouvez aussi consommer des herbes qui en contiennent un peu comme le romarin, le laurier, la coriandre, le thym, la ciboulette, le persil, l'aneth, etc. La solution la plus sûre, et de loin, reste toutefois de se supplémenter. Les besoins nutritionnels en iode sont de 150 µg pour les adultes.

Si la question de la supplémentation vous gêne vraiment, rappelez-vous bien que la population française non végane est elle-même supplémentée via l'iode rajouté au sel de table ou celle incluse dans la nourriture des animaux d'élevage. La seule différence, c'est qu'elle ne le sait pas.

« On ne peut pas être végan et sportif »

S'il y avait un championnat des portnawak, ce bobard mériterait la médaille d'or haut la main ! On pourrait expédier cette question en quelques noms. Vous les voulez ? À vos marques, prêts, partez ! Lewis Hamilton, sextuple champion du monde de Formule 1 ; Carl Lewis, coureur élu par le Comité international olympique comme le plus grand athlète du XXe siècle avec ses neuf médailles d'or ; Alex Morgan, médaillée d'or olympique et double championne du monde de foot. Vous en voulez encore ? Novak Djokovic, un des plus grands joueurs de tennis au monde et Murray Rose, quadruple champion olympique en natation. Ces sportifs remarquables sont tous végans.

Si l'idée que la viande est nécessaire à l'effort sportif perdure, c'est à cause d'un vieux mythe selon lequel les protéines végétales seraient de moins bonne qualité que les protéines animales, car les premières ne fourniraient pas tous les acides aminés essentiels. Cette affirmation est fausse, car ces protéines végétales ne sont non seulement pas moins bonnes, mais elles ont, comme le souligne le Dr Jérôme Bernard-Pellet, « des propriétés particulières que les protéines animales n'ont pas. Par exemple, leur richesse en arginine, acide aminé non essentiel, permet à l'organisme de générer du monoxyde d'azote, un composé essentiel à la bonne santé cardio-vasculaire. Cette propriété spéciale des protéines végétales explique en partie la moindre fréquence des maladies cardio-vasculaires chez les végétariens. »

Là où le bât blesse, c'est que les professionnels de la santé eux-mêmes ignorent cette réalité. Le Dr Jérôme Bernard-Pellet remarque que « 99 % des médecins et diététiciens sont absolument convaincus que les protéines animales sont supérieures aux protéines végétales alors que c'est complètement faux ».

Alors, pourquoi pense-t-on que les protéines animales sont meilleures que les protéines végétales ?

Une protéine est constituée de 20 types d'acides aminés liés entre eux tels les maillons d'une chaîne. Il existe 8 acides aminés dits « essentiels ». Ces 8 acides aminés essentiels ne sont pas fabriqués par notre organisme. Nous devons donc les lui fournir par l'intermédiaire de notre alimentation. La bonne nouvelle, c'est que ces 8 acides aminés essentiels sont tous présents dans les végétaux. Il y a malgré tout un petit hic : dans les protéines végétales, certains acides aminés essentiels peuvent n'apparaître qu'en faible proportion. On les appelle « acides aminés limitants ». Dans les légumineuses, la méthionine est un acide aminé limitant ; dans les céréales, c'est la lysine.

C'est de là qu'est née l'idée que les protéines des oléagineux, des légumineuses et des céréales seraient de mauvaise qualité, car elles ne renfermeraient pas les acides aminés essentiels. Il y a pourtant une façon très simple de résoudre ce petit problème : en associant dans votre alimentation les légumineuses et les céréales, elles se compléteront (voir page 47).

Il faut également noter que la digestibilité des protéines animales est en général meilleure que celle des protéines végétales. Cela reste cependant gérable. En effet, Jérôme Bernard-Pellet précise : « Pour 100 grammes de protéines végétales, 85 grammes vont réellement pouvoir être utilisés par l'organisme. Pour 100 grammes de protéines animales, ce sera 95 grammes. Ces caractéristiques techniques ont suffi pour que certains disent : "les protéines animales sont supérieures". C'est une idée qu'on traîne depuis peut-être cent ans... Une étude assez révolutionnaire a été publiée dans le *JAMA Internal Medicine* en 2016 », poursuit le Dr Bernard-Pellet. « La mortalité globale et les causes spécifiques de mortalité étaient étudiées en fonction de la source de protéine ingérée (plus de 130 000 personnes ont été étudiées durant trois décennies[130]). Chez les populations qui sont en pleine santé, ces deux types de protéines, animales et végétales, peuvent faire jeu égal. La donne change concernant les patients qui ont une fragilité, par exemple ceux qui sont hypertendus, diabétiques, en surpoids. Plus ces patients-là mangent de protéines animales, plus ils augmentent leur mortalité cardio-vasculaire et leur mortalité globale toutes causes confondues. Et inversement, plus ils mangent de protéines végétales, plus ils diminuent leur mortalité cardio-vasculaire et leur mortalité globale. En clair, les personnes souffrant d'une pathologie chronique augmentaient leur espérance de vie en mangeant plus de protéines végétales. Donc, sur des critères cliniques, pratiques », continue le médecin, « les protéines végétales semblent plus efficaces pour protéger la santé que les protéines animales. »

Ajoutez à cela que les aliments riches en protéines animales apportent leur cargaison de graisses saturées tandis que leurs équivalents végétaux contiennent des fibres alimentaires et des glucides (qui sont absents de la viande), et vous pourrez choisir lesquels manger. Sachez également que la consommation excessive de protéines animales a une incidence négative comme la perte de calcium dans les os, un risque accru de cancers, en particulier colorectaux, et une altération des reins et du pancréas. Alors, vous vous préparez une bonne assiette de lentilles, ce midi ?

« On ne peut pas être enceinte et végane »

Et un autre bobard ! C'est en effet au moment de la grossesse, ce moment où vous êtes fragile et pleine d'interrogation, que tous les snipers fous qui attendent dans l'ombre vont chercher à remettre votre choix en question : « Tu es sûre ? », « Tu t'es bien renseignée ? », « As-tu le droit d'imposer ton choix au bébé ? » Comme si l'alimentation omnivore n'était pas aussi un choix ! S'il naît trop gros ou trop petit, trop tôt ou s'il se fait désirer, s'il a les yeux marron de tonton André plutôt que les yeux bleus de son père, vous verrez, ce sera la faute de votre véganisme…

Envoyez-les sur les roses ou laissez-les parler. Si vous êtes dans un bon jour, transmettez-leur la position de l'Académie américaine de nutrition et de diététique pour qui l'alimentation végétalienne favorise « une croissance normale à tous les stades de la vie, dont la grossesse, l'allaitement, la petite enfance, l'enfance, l'adolescence, le troisième âge ainsi qu'aux sportifs[131] ».

Il y a en fait peu de différence entre une femme enceinte végane et une femme enceinte omnivore. La première a même l'avantage d'être moins sujette au manque d'acide folique, car on le trouve à foison dans les légumes verts.

Pour le reste, précise le Dr Bernard-Pellet, il s'agit de veiller à :

• avoir un apport suffisant en fer et en calcium (les besoins augmentent pendant le deuxième trimestre quand se forme le squelette du bébé). C'est le moment de se jeter sur les amandes, le soja, les noix du Brésil, le chocolat noir, les figues séchées, etc. ;

• consommer chaque jour des aliments riches en protéines et des légumes à feuilles vertes pour améliorer votre apport en acide folique ;

• continuer à prendre sa supplémentation en B12. Pas besoin d'augmenter les doses.

« Le véganisme est dangereux pour les enfants »

Attention, c'est un terrain hautement miné et tabou en France. Les médecins français dans leur ensemble pensent que le véganisme est dangereux pour les enfants. « Végan peut-être, mais pas les enfants ! » assènent-ils avec vigueur. L'Académie américaine de nutrition et de diététique récuse pourtant cette affirmation, tout comme le National Health Service anglais et plusieurs institutions publiques et associations d'experts (comme l'Association végétarienne de France) en nutrition, qui indiquent qu'une alimentation végétale peut tout à fait correspondre aux besoins des enfants en pleine croissance.

En France, tout est fait pour effrayer les parents. Le Pr Tounian, chef du service de nutrition et gastro-entérologie pédiatriques de l'hôpital Trousseau, conseiller de la fondation Nestlé France et de plusieurs groupes agroalimentaires, décrit le véganisme comme une « déviance alimentaire » à risque chez les enfants et adolescents[132]. Il y a eu également de tristes faits divers relatant la mort d'enfants végans, mais les articles de presse oubliaient de préciser qu'il s'agissait de cas de malnutrition tout court, ou que les parents de ces enfants menaient des existences à la marge, bien au-delà de simples questions alimentaires. Ces exemples marquent les gens, et les rendent quelque peu agressifs… Il m'est arrivé d'être prise à partie par un pharmacien à Paris chez lequel je venais acheter de la B12 et qui me vilipendait publiquement : « J'espère au moins que vous n'avez pas d'enfants ! » Bah si ! Et tu sais quoi ? Je vais aller parler aux tiens !

Pour rappel, au Japon, en Chine et en Asie du Sud-Est, les enfants consomment principalement du lait de soja et pas de produits laitiers. Ils sont en bonne santé. En Inde, près de 30 % de la population est végétarienne de naissance.

En France, Cédricia Maugars est la plus « ancienne » végane de naissance. Dit comme ça, on imagine une personne âgée, mais non : elle a quarante-quatre ans, fait des analyses de sang quasiment tous les mois depuis sa naissance et se porte comme un charme. Un peu avant sa venue au monde, le véganisme a sauvé la vie de sa grand-mère – ou plutôt, cela a fait gagner dix ans de vie à cette vieille dame atteinte de polyarthrite rhumatoïde. Convaincu par une conférence d'Henri-Charles Geffroy, le fondateur des magasins La Vie Claire, le père de Cédricia a alors mis toute la famille au régime végan, ce qui n'était pas si courant dans les années soixante-dix. Cédricia a été élevée à la bouillie de blé maltosée avec de la purée d'amandes préparée par son père, tout en étant surveillée médicalement comme le lait végétal sur le feu. Le lait de vache, elle n'en a jamais goûté, tout comme celui de sa mère, qui n'était pas assez nourrissant. Elle n'a jamais mangé de poisson, de bœuf, de poulet, et les premiers cochons qu'elle a vus n'étaient pas coupés en rondelles ou emballés sous vide. « Si je témoigne aujourd'hui, c'est pour prouver qu'un enfant peut être végan, grandir sans carences ni problèmes de santé », explique-t-elle. Vous pouvez aussi lire les témoignages de magnifiques enfants nés végans et en pleine santé sur le site Vegan Health[133].

Que dit exactement l'Académie américaine de nutrition et de diététique qui est, rappelons-le, la plus grande association de professionnels de la nutrition au monde ? « L'allaitement exclusif est recommandé pendant les six premiers mois. Si l'allaitement n'est pas possible, une formule infantile commerciale doit être utilisée comme boisson principale durant la première année. Les aliments complémentaires doivent être riches en énergie, en protéines, en fer et en zinc et peuvent être constitués de houmous, de tofu, de légumineuses bien cuites et de purée d'avocats. Le lait de soja enrichi ou le lait de vache, non écrémé, peuvent être consommés dès un an chez les jeunes enfants ayant une croissance normale et une alimentation variée[134]. »

En France, seules l'Association des professionnels de santé pour une alimentation responsable, que Jérôme Bernard-Pellet a cofondée, et l'Association végétarienne de France, soutiennent que végétarisme et végétalisme sont adaptés à tous les âges de la vie. « En France, il y a un énorme tabou par rapport à ça », déclare le Dr Bernard-Pellet. « Non pas que les médecins français soient ignorants, bien sûr. Mais dans les cours qu'ils ont suivis, il est écrit noir sur blanc que l'alimentation végétale est dangereuse pour les enfants. Cette position est en déconnexion totale avec la littérature scientifique. »

Reste qu'il y a des règles à respecter. Il faut avant tout, et on ne le redira jamais assez, assurer une supplémentation en B12. Excepté cet ajout indispensable, les besoins nutritionnels des enfants végans sont les mêmes que dans une alimentation avec produits animaux. Il faut veiller aux besoins en protéines, en vitamines et en minéraux que l'on trouve tout aussi bien dans une alimentation végétale que dans une alimentation traditionnelle.

Vous trouverez ci-dessous pour rappel les apports conseillés pour les enfants[135].

Apports nutritionnels conseillés en protéines par jour

Âge	Garçon	Fille
6 ans	18 g	17 g
8 ans	24 g	25 g
10 ans	29 g	29 g

Apports nutritionnels conseillés en calcium par jour

4 à 6 ans	700 mg
7 à 9 ans	900 mg
Jusqu'à 19 ans	1 000 mg

Apports nutritionnels conseillés en fer par jour

4 à 9 ans	7 mg
10 à 13 ans	10 mg

Apports nutritionnels conseillés en zinc par jour

4 à 8 ans	5 mg
9 à 13 ans	8 mg

Apports nutritionnels conseillés en iode par jour

4 à 8 ans	90 µg
9 à 13 ans	120 µg

Pour les parents végans, la difficulté sera de trouver un professionnel de santé compétent et bienveillant. « Il y en a mais il n'est pas certain qu'ils soient près de chez vous », souligne le Dr Bernard-Pellet. Si vous êtes dans l'impossibilité de trouver un médecin ouvert à l'alimentation végétale, il existe des livres français sur le sujet mais aussi des recommandations nutritionnelles pour la plupart écrites en anglais[136].

Le cas particulier des mères véganes allaitantes

La supplémentation en B12 de la maman qui allaite est, là aussi, indispensable. Au cas où vous en douteriez encore, on ne rigole pas avec cette supplémentation. « Il faut que la mère allaitante se supplémente tous les jours en B12 plutôt qu'une fois par semaine », explique le Dr Bernard-Pellet. « Sur les bébés, l'effet d'un manque de B12 se fait sentir au bout de quatre ou cinq mois, quand l'enfant ne peut plus compter sur la B12 stockée in utero en puisant dans les rares réserves de sa mère. J'ai vu des parents ignorants penser qu'ils pouvaient s'en passer. Au 5e mois, des bébés qui arrivaient à tenir leur tête n'y parvenaient plus, par exemple… Il faut aussi que la maman qui allaite apporte un soin particulier à l'iode et aux oméga 3 à chaîne longue, même si ce n'est pas vital comme pour la B12. Pour le reste, les règles nutritionnelles qui sont valables pour tous les bébés le sont également pour les bébés végans, en les adaptant à une alimentation végétalisée. Il faut assurer les besoins en protéines, en fer, en calcium, en zinc… Bonne nouvelle, les enfants des mamans allaitantes végétariennes ont moins de risques de carences en vitamine C, magnésium ou vitamine B9. »

Et pour la maman végane qui n'allaite pas ?

Jérôme Bernard-Pellet déclare : « Le lait idéal pour l'enfant de moins d'un an, c'est le lait maternel. Rien n'est meilleur en matière de nutrition, on ne sait pas faire mieux. Quand ce n'est pas possible, on passe au lait maternisé, aussi appelé préparation infantile. Il peut avoir une base de lait de vache, de lait de chèvre, de soja ou de riz et cette base est modifiée pour ressembler au lait maternel. [...]. En utilisant des ambiguïtés sémantiques, on a réussi à faire croire que tous les laits végétaux étaient mauvais pour les enfants, quelle que soit leur catégorie et quel que soit l'âge de l'enfant, c'est faux. »

À noter que ces laits sont spécifiques et ne peuvent absolument pas être remplacés par des laits végétaux classiques pour adultes, qui ne sont par définition pas adaptés aux bébés (tout comme le lait de vache). « Regardez leur composition, privilégiez absolument les laits maternisés 1er âge ou 2e âge avec oméga 3 à chaînes longues (siglés DHA). C'est devenu une obligation légale dans la Communauté européenne depuis février 2020, mais si vous vivez hors Europe, faire cette vérification augmentera l'intelligence de votre enfant », conseille Jérôme Bernard-Pellet. Entre zéro et six mois, il faut utiliser un lait 1er âge. Entre six mois et un an, un lait 2e âge. Entre un an et trois ans, on peut utiliser un lait 3e âge même si ce n'est pas obligatoire. Les préparations infantiles contiennent tous les nutriments nécessaires à la vie dont la fameuse vitamine B12.

Après un an, les besoins en calcium peuvent être couverts par des aliments tels que les pois chiches, le tofu ou les amandes (sous forme de purée).

Dès que le lait maternel ou maternisé n'est plus l'alimentation principale des bébés (à savoir moins de 500 ml par jour), la supplémentation en B12 peut commencer.

Supplémentation recommandée[137] :

- de 6 à 24 mois : de 10 à 25 µg par jour ;
- entre 2 et 12 ans : de 25 à 75 µg par jour.

« Le soja est bourré d'œstrogènes »

Dans le top 3 des végétaux qui sont bons pour la santé, le soja mériterait d'avoir sa place sur le podium en tant que dauphine de la spiruline, précédant ainsi les pois chiches. Il se trouve à des années-lumière du chou kale, si à la mode en comparaison ! Le soja renferme en effet du fer, du potassium, du calcium et des acides aminés présents en quantités comparables à celles de la viande.

Pour rappel, voici une liste des produits à base de soja :

- le tofu : riche en protéines végétales ;
- le tempeh : mélange de graines de soja immatures et de champignons. Il contient davantage de protéines que le tofu. Attention : il ne se conserve pas longtemps ;
- les simili steaks de soja ;
- la boisson au soja : sans lactose et souvent supplémentée en calcium, c'est la seule boisson végétale qui contient tous les acides aminés essentiels dans des proportions considérées optimales ;
- les yaourts au soja : à noter leur faible apport calorique ;
- le miso : soja fermenté servant à faire des soupes ou des sauces ;
- la crème de soja : remplace la crème fraîche ;
- la sauce soja : issue d'une longue fermentation de fèves de soja, elle est incontournable dans la cuisine asiatique. Lui préférer toutefois la sauce tamari, qui ne contient pas de blé, ce qui adoucit son goût.

Depuis des années, le soja est pourtant méprisé et accusé à tort de provoquer le cancer du sein. Alors que c'est tout le contraire... On a longtemps dit que le soja était bourré d'œstrogènes. C'est faux. Si tout le monde croit cela, c'est parce qu'il a dans sa composition un mot prêtant à confusion. « Dans le soja, il y a des isoflavones », décrypte le Dr Bernard-Pellet. « Ces isoflavones font partie du groupe – large – des flavonoïdes, eux-mêmes rattachés aux polyphénols mais ils sont improprement désignés comme des phyto-œstrogènes. Rien à voir donc avec les œstrogènes mais le raccourci a été vite fait. Les œstrogènes se dissolvent dans l'huile, ce sont des dérivés du cholestérol et ils proviennent du règne animal alors que les isoflavones sont solubles dans l'eau, leur structure chimique est radicalement différente et ils proviennent des plantes ! »

Dans « phyto-œstrogènes », la plupart d'entre nous n'entendent que le terme « œstrogènes ». Vous avez dit « œstrogène » ? Ceux-là mêmes que l'on trouve dans les pilules contraceptives ? C'est bizarre, les Asiatiques qui consomment du soja depuis 9 000 ans n'ont rien remarqué de problématique ! Notez que les Européens, qui l'ont découvert depuis le début du XXe siècle, ne sont pas non plus assaillis de maux atroces au moindre bout de tofu ! D'ailleurs, des aliments aussi banals que les graines de lin, l'huile d'olive, les céréales complètes, le thé, le café, les baies, etc. contiennent ces pseudo « phyto-œstrogènes » et, pourtant, personne n'y trouve rien à redire.

Détail amusant, l'Anses nous incite, et à juste titre, à consommer des céréales complètes, qui contiennent davantage de flavonoïdes/phyto-œstrogènes (protecteurs...) que les céréales raffinées, tout en nous mettant en garde contre les flavonoïdes du soja. Ces contradictions des autorités sanitaires françaises permettent de faire ressortir en filigrane les tensions auxquelles est soumise cette agence, tiraillée entre intérêts économiques et préoccupation de santé publique…

En réalité, aucune étude sérieuse n'est venue prouver que le soja était dangereux. Aucun effet secondaire n'est connu chez l'être humain. « Au contraire », expose Jérôme Bernard-Pellet, « la consommation de soja permet de diminuer les risques de cancer du sein, des ovaires, il a un effet protecteur sur le cancer de la prostate chez l'homme et diminue le risque cardiovasculaire. Il a également pour effet de retarder l'âge de la puberté. Les isoflavones du soja diminuent la stimulation des seins par nos propres œstrogènes. C'est probablement par ce mécanisme que le soja diminue le cancer du sein. Par ailleurs, plus vous prenez du soja tôt dans la vie, plus grandes seront vos chances d'éviter un cancer du sein. On devrait plébisciter le soja et, pourtant, aussi incroyable que cela puisse paraître, c'est tout le contraire qui se produit[138]. La seule chose qu'on pourrait vraiment reprocher au soja serait qu'il peut être allergène. Par ailleurs », précise Jérôme Bernard-Pellet, « les isoflavones pourraient théoriquement interférer avec la synthèse des hormones thyroïdiennes, mais leurs effets sur ce plan apparaissent comme étant minimes voire inexistants. Les patients souffrant d'hypothyroïdie peuvent avoir besoin d'une augmentation de dose de leur traitement (lévothyroxine, nom international de Levothyrox) s'ils prennent beaucoup de soja, car il se peut que le soja diminue l'absorption de ce médicament. Toutefois, la prise de Levothyrox ne contre-indique pas le soja. »

Mais qui a intérêt à nous dissuader de manger du soja ?

En réalité, tout le monde, même les fabricants. Pourquoi ? Parce que les animaux aussi mangent du soja sous forme de tourteaux et qu'il est beaucoup plus rentable pour les fabricants de vendre du soja pour nourrir les animaux que pour nourrir les humains. Pour produire un kilo de protéines animales, il faut en effet dix kilos de protéines végétales. Multiplier cela par les 300 millions (oui, 300 millions) de vaches et de veaux tués chaque année dans le monde et vous imaginez les quantités de soja mangées par le bétail. Pour cette même raison, personne n'a intérêt à ce que les humains consomment davantage de soja que de viande. Si c'était le cas, les producteurs de soja gagneraient beaucoup moins d'argent. D'où cette entreprise de dénigrement systématique et cette idée archidominante qu'il faut se méfier du soja…

En France, Hervé Berbille, ingénieur agroalimentaire, tente de dédiaboliser le soja et publie régulièrement des articles démontant la désinformation faite à son sujet : « Il a notamment retrouvé une lettre datant des années soixante où le représentant en Europe des intérêts des producteurs de soja états-uniens vantait les mérites du soja pour l'alimentation des animaux d'élevage, tout en s'engageant à ne pas vendre de soja destiné à l'alimentation humaine, ne voulant surtout pas tuer la poule aux œufs d'or que représente l'intermédiaire animal gaspilleur », détaille Jérôme Bernard-Pellet.

Pour ces mêmes raisons, la recherche n'a pas investi beaucoup pour imaginer des produits dérivés à concevoir à partir du soja. « Et pourtant, sa texture fibreuse », argumente le médecin, « permet de réaliser de nombreux substituts aux produits animaux. On peut en faire de la crème, des yaourts, des fromages… Autant de produits qui rentreraient en concurrence directe avec la viande et les produits laitiers. »

Même dans le textile, le soja ouvre des pistes ! À la fin de l'année 2019, l'entreprise américaine KD New York lançait ainsi des vêtements en fibres de soja. À partir de déchets récupérés de la production de tofu, on obtient un tissu baptisé « cachemire végétal ». Chic alors !

« Les animaux d'élevage ne sont pas intelligents »

Qui peut, aujourd'hui, soutenir une chose pareille ? Qui peut encore dire cela alors que des études prouvent que le cochon est plus intelligent que le chien ? Edward O. Wilson, biologiste et entomologiste de renommée mondiale, a établi un palmarès de l'intelligence des animaux[139]. Le porc y arrive à la 10e place derrière le chimpanzé, le gorille, l'orang-outan, le babouin, le gibbon, le singe, la baleine, le dauphin et l'éléphant. Devant le chien et le chat, donc, qui ne font pas partie du top 10.

L'idée n'est pas de dire que parce qu'il est plus intelligent qu'un autre, un animal devrait moins subir les atrocités d'une chaîne d'abattage. Aucun animal ne le mérite. En revanche, ce classement montre bien à quel point on mésestime les animaux d'élevage. D'ailleurs, ces derniers ont longtemps été bien moins étudiés que les autres. Qu'avait-on peur de découvrir ?

Prenons les vaches. Elles peuvent reconnaître un individu à partir d'une simple photographie. En troupeau, elles sont tolérantes et se font des copines, elles ont des relations très fortes avec leurs veaux, et peuvent être des mères aussi protectrices que détendues. Les poules sont quant à elles capables d'empathie et s'occupent très bien de leurs poussins, pour peu qu'on leur laisse le temps de les élever. Ces mêmes poussins maîtrisent les bases de l'arithmétique plus vite que les bébés humains et savent compter jusqu'à 5[140]. Contrairement à la légende, les poissons rouges, et les poissons en général, ont une mémoire à long terme[141].

Il y a le porc qui est le plus intelligent des animaux de la ferme. C'est un grand incompris. Ne dit-on pas « être sale comme un cochon » ? « être bête comme un cochon » ? « manger comme un cochon » ?

J'ai envie de le défendre, alors, je balance mon porc. Cet animal partage 95 % de son ADN avec nous, au point qu'il est envisagé de l'utiliser pour des xénogreffes (la transplantation d'un greffon d'un donneur d'une espèce à un receveur d'une autre espèce), et qu'un embryon humain a déjà été implanté, pendant l'opération de sa mère, dans l'utérus d'une truie. Un jour, les cochonnes joueront peut-être pour nous les mères porteuses, qui sait... ?

S'il se roule dans la boue, ce n'est pas parce qu'il est sale, mais parce qu'il doit protéger sa peau fragile et très proche de celle des humains des coups de soleil et des parasites. La boue séchée lui sert de carapace. C'est même parce qu'il est particulièrement propre que, quand il a de l'espace, il ne dort ou ne mange jamais au même endroit que ses excréments. Malheureusement, tout cela est impossible dans un élevage industriel, où cet animal naît littéralement dans les déjections qui vont côtoyer sa nourriture toute sa vie.

Le cochon a la faculté de se souvenir et il a conscience de lui-même. En 2009, des scientifiques britanniques de l'université de Cambridge ont fait passer au cochon une variante du fameux « test du miroir » (dit aussi « test de Gallup ») qui détermine la perception de soi[142]. Le test du miroir consiste à dessiner sur la tête d'un animal une tache de couleur et de le placer ensuite face à un miroir. Si l'animal bouge sa patte pour enlever cette tache, ou s'il réagit d'une quelconque façon, c'est qu'il comprend qu'elle est placée sur son corps : il en a donc « conscience ». Or, avoir conscience de soi est la première étape avant la conscience des autres. Le cochon est aussi capable, pour défendre ses intérêts, de tromper l'ennemi, c'est-à-dire de développer ce que les éthologues appellent « une intelligence machiavélienne ». Des cochons ont ainsi fait mine de ne pas savoir où était cachée la nourriture qu'ils convoitaient afin que d'autres cochons ne les suivent pas pour la débusquer[143]. Mais j'ai encore mieux ! Lors d'une expérience en 1997, un cochon dénommé Hamlet est devenu une star. En effet, il a réussi à jouer à un jeu vidéo, ou, en tout cas, à déplacer une manette pour faire bouger un objet sur un écran[144].

Le cochon, animal émotif et capable d'empathie, il vole parfois au secours des humains. En 1998, l'histoire du cochon Lulu, élevé à Presque Isle, en Pennsylvanie, a fait le tour du monde. Victime d'un malaise cardiaque, sa maîtresse Jo Ann appelait à l'aide en vain… Le cochon est alors allé s'allonger au beau milieu de la route voisine pour forcer les voitures à s'arrêter. Un automobiliste a pilé et suivi Lulu jusqu'au mobile home de sa maîtresse, mal en point. Quinze minutes de plus, diront les médecins, et elle était morte ! En 2000, la cochonne Pru a elle aussi sauvé la vie de sa maîtresse Dee Jones en la tirant d'un bourbier dans lequel elle était coincée. Cette agricultrice avait dressé Pru. Ce jour-là, elle lui a mis une corde autour du cou et lui a ordonné de la tirer. C'est ce qui s'appelle arriver à bon porc.

Au moment où j'écris ces lignes, on annonce une émission à la télé anglaise, sur Channel 4. Elle s'appelle *Meat the Family*. Le principe : une famille fan de viande adopte un bœuf, un poulet, un cochon ou un agneau dont elle devra s'occuper comme d'un animal de compagnie. Au bout de trois semaines, la famille décidera si elle envoie à l'abattoir l'animal dont elle s'est occupée (elle devra également le cuisiner et le manger), ou si elle devient végétarienne et permet à l'animal de finir sa vie dans un refuge. Si on peut – beaucoup – tiquer sur le concept, il illustre ce questionnement : pourquoi aimer l'un et pas l'autre ? Pourquoi dorloter son animal de compagnie et en déguster un autre sans se poser de questions ? Avec ce nouveau programme, il s'agit de « confronter les carnivores à la réalité de leur consommation » et mettre le spectateur face à cette réalité qu'il ne veut plus voir, « le voyage d'un animal du champ à l'assiette ». Virginia Mouseler, la présidente de la société qui commercialise ce show que l'on annonce comme le plus transgressif de l'année, déclare : « Ce n'est plus le sexe ou la drogue. La viande devient le prochain tabou[145]. »

Mais pourquoi ?

Pour la fourrure et le cuir, le lien avec la mort d'un animal est clair. En revanche, en quoi porter de la laine a un rapport avec l'exploitation animale ? En quoi manger un œuf peut contribuer à la souffrance animale ? Voici un inventaire (loin d'être exhaustif) des « pourquoi ? » du véganisme.

« Pourquoi pas le cuir ? »

J'ai des chats depuis que je suis enfant. Comme les 12,7 millions de Français qui vivent avec cet incroyable animal, ils me font rire, me réconfortent. J'adore les prendre en photo. J'ai même envisagé de leur ouvrir un compte Instagram, c'est dire ! Il y a peu de temps encore, j'étais à mille lieues d'imaginer que cette vieille ceinture en cuir, bien roulée dans mon placard, comme un petit rappel de ma vie d'avant, c'était peut-être… du chat ! Un félin que le manque de chance aura fait naître dans un mauvais coin du monde. En Chine – le plus gros exportateur de cuir du monde – ou en Inde, par exemple. J'écris « peut-être », parce qu'à moins de procéder à un test ADN (ce qui ferait cher la ceinture), on ne peut jamais savoir d'où vient exactement le cuir que l'on a acheté.

Ce business est gigantesque. Le cuir est en effet le dérivé le plus lucratif de l'élevage. Veaux, vaches, cochons, chevaux, agneaux, chèvres, chiens, chats... Plus d'un milliard d'animaux sont tués dans le monde chaque année pour le commerce de peau.

D'où vient le cuir présent sur le marché français ?

Il y a le cuir provenant de la vache, que l'on appelle un « sous-produit ». La vache « donne » son lait, « donne » ses veaux, « donne » sa chair et pour finir « donne » sa peau. L'histoire est la même pour les cochons, les moutons, les agneaux. Rien ne se perd jamais ! C'est la raison pour laquelle ces industries – lait, viande, cuir – sont intrinsèquement liées.

La majeure partie du cuir produit dans le monde vient de Chine, un pays où les actes de maltraitance contre les animaux ne sont pas punis. Parmi les bêtes tuées chaque année en Chine figurent deux millions de chats et de chiens. Aucune marque ne dira bien évidemment à ses clients que leurs gants sont en chat ou en chien. D'ailleurs, les enseignes le savent-elles vraiment ? Leurs fournisseurs leur ont-ils dit la vérité ? Rien n'est moins sûr. Cette peau est en effet souvent présentée comme de l'agneau...

À vrai dire, en quoi serait-il plus grave de tuer un chat ou un chien plutôt qu'une vache pour lui prendre sa peau ? Cela choque parce que ce sont des animaux familiers, des bêtes que l'on pense davantage protégées de la folie des hommes. De la même façon que l'on pourrait croire qu'en Inde, grand pays exportateur de cuir, la vache est bien traitée car « sacrée ». Rien n'est malheureusement plus faux. Tuer des vaches jeunes et en bonne santé est en effet interdit dans la plupart des États. « Jeunes et en bonne santé »... Certains ont donc trouvé la solution : ils rendent les vaches invalides, les empoisonnent, les tabassent, ce qui permet ensuite de pouvoir les abattre. L'association Peta y a consacré sur son site un long article, assez insupportable à lire[146]. En voici un extrait : « De nombreuses vaches sont frappées sans pitié lors de ces “marches de la mort”, parcourant des centaines de kilomètres. Lorsque les animaux s'écroulent de faim, d'épuisement, blessés et désespérés, on les force à se relever en brisant leur queue à chaque articulation ou en leur mettant du tabac, du piment ou du sel dans les yeux. D'autres sont déplacés illégalement en dehors des frontières en étant entassés dans des camions en nombre si important que leurs os se brisent. Quand les camions passent par des routes cahoteuses et caillouteuses, certaines vaches tombent les unes sur les autres et s'empalent sur les cornes d'autres vaches ou sont étouffées. Beaucoup meurent avant d'atteindre l'abattoir. Une fois à l'abattoir, les employés leur attachent les pattes et elles sont jetées dans la crasse et le sang. Leurs yeux sont exorbités par la peur à mesure qu'elles voient leurs congénères tués au moyen de lames émoussées, juste en face d'elles. Il arrive parfois que les pattes des vaches soient découpées alors qu'elles sont encore conscientes et certaines connaissent le supplice d'être dépecées vivantes. »

Le commerce du cuir abîme aussi les hommes et l'environnement. Les travailleurs (souvent très jeunes, dix ans parfois) travaillent dans les effluves de produits chimiques, manipulent de l'acide et du décolorant. Cela leur vaut des maladies de peau chroniques, des troubles respiratoires et parfois des cancers des sinus et des poumons. C'est le lot des travailleurs de cette industrie jugée parmi les dix plus toxiques du monde. Toujours selon Peta, 90 % des employés de tannerie meurent avant l'âge de cinquante ans… Si vous pensiez être protégé, ou bien consommer parce que vous achetez des chaussures étiquetées « Made in Italy », sachez que cela ne veut nullement dire que le cuir vient d'Europe. Les chaussures peuvent avoir été assemblées en Europe, mais le cuir vient souvent d'ailleurs sans que vous puissiez vérifier sa provenance, tant il n'est pas traçable.

Heureusement, des alternatives commencent à arriver. J'écris « commencent » car l'offre de chaussures et de sacs végans, en France tout au moins, chagrinerait profondément Cristina Córdula et ses reines du shopping. Très honnêtement, jusqu'ici, c'était souvent soit laid, soit hors de prix. Même sur des sites d'occasion comme Vestiaire Collective ou Vinted, tout le monde n'a pas les moyens de s'acheter des articles signés Stella McCartney. Aujourd'hui, heureusement, il y a plus de choix. On peut citer les Dr. Martens™ en version végane (170 € la paire), qui a fait décoller le chiffre d'affaires de la maison.

À défaut des conseils de mode de Cristina Córdula, voici ma (petite) sélection de chaussures véganes. J'adore les baskets de la marque française Minuit sur Terre (95 €) qui sont devenues une référence. J'aime bien le modèle Edda de Nae Vegan Shoes (120 €) ou celui de Veja (85 €). Sur le Web, chez Lulu's par exemple, il m'est arrivé de trouver des stilettos à moins de 40 € et des bottines en faux python à 49 €. Pour les hommes, Will's Vegan commercialise, entre autres, des boots « en daim » qui valent une centaine d'euros.

Les chaussures véganes sont fabriquées à partir de produits différents. Elles peuvent être en synthétique, en similicuir composé de fibres synthétiques, en polyuréthane ou en polychlorure de vinyle. Elles peuvent aussi être en similicuir d'ananas (Pinatex) ou de champignon (Muskin).

De manière générale, il est plus sûr d'acheter des chaussures étiquetées véganes que de simples chaussures traditionnelles en toile, en caoutchouc ou en fibres naturelles. Elles peuvent renfermer, dans la colle utilisée ou la semelle, quelques produits d'origine animale. D'accord, mais comment s'assurer que les marques qui se revendiquent véganes le sont réellement ? La solution la plus fiable est d'acheter des produits certifiés par Peta comme n'étant pas d'origine animale. C'est le cas de la marque PoetiqueParis qui commercialise un Perfecto assez bluffant, ainsi que des pantalons slim et des jupes en daim de coton. « Nous avons aimé le cuir, mais il est temps de lui dire au revoir », écrivent sur leur site Pauline et Cattleya, les deux jeunes femmes qui ont créé la marque.

Que faire de mes anciennes affaires en cuir ?

Vous avez décidé de ne plus acheter de vêtements ou d'accessoires en cuir, en laine ou en duvet ? Félicitations ! Vous devez en revanche vous demander quoi faire de ces vêtements et de ces accessoires de votre « vie d'avant ». Des chaussures que vous aimiez, des sacs que l'on vous a offerts et qui vous rappellent de bons souvenirs. Il se peut même que votre vieille voiture, qui marche encore très bien, ait des fauteuils en cuir. Allez-vous vous débarrasser de votre voiture ? Il faut en avoir les moyens ! Mon conseil : ne jetez pas tout parce que vous êtes devenu végan. La plupart des végans choisissent soit de donner leurs anciennes affaires – c'est un peu compliqué pour la voiture, je vous l'accorde –, soit de les garder jusqu'à l'usure. Pour ma part, c'est ce dernier choix que j'ai fait : des animaux sont morts pour tel blouson ou telle ceinture. J'ai aussi dans mon armoire deux ou trois Perfecto que je ne me résous pas à donner car ce sont des cadeaux liés à des souvenirs particuliers. La position majoritaire des gens qui me suivent sur le groupe privé *Alternative Vegan*, et que j'ai interrogés à ce sujet, est de ne rien mettre à la poubelle. « Je trouve révoltant de jeter à la poubelle ce pauvre animal ou ce qu'il en reste », explique par exemple Katia. « Jeter alors qu'un animal a souffert, c'est pire que du mépris », s'insurge quant à elle Nathalie. « Je ne pense pas être une "mauvaise végane" parce que j'avais une autre vie avant et je pense que le plus important est de faire de son mieux », renchérit Isabelle. « Cuir, laine, soie, je suis contre le gaspillage, ce n'est pas éthique de jeter ses vêtements. Je les use jusqu'au bout et si je dois les remplacer, je cherche une alternative. » À moins que cela vous mette maintenant très mal à l'aise de porter des produits non végans, je vous conseille de les garder et de les utiliser, et simplement de ne pas en racheter.

« Pourquoi pas la fourrure ? »

Ma sœur mène des actions caritatives et organise notamment des braderies. Un matin de décembre, lors de la préparation de l'une d'elles, elle me bombarde de SMS :

Tu connais quelqu'un que ça intéresse cette veste en renard ?

Non.

C'est dommage, elle est super belle et elle vaut trois fois rien !

Tu ne vas pas réussir à la vendre, j'en suis sûre et c'est tant mieux. Même la reine d'Angleterre a renoncé à porter de la fourrure.

Effectivement, elle n'a pas trouvé d'acheteur…

La fourrure, c'est fini. Je me souviens d'un temps – je vous parle des années quatre-vingt – où offrir un manteau en vison à sa femme était lui faire un magnifique cadeau. Après des années à l'espérer, ma mère en a eu un, ses amies aussi. Le manteau est aujourd'hui au fond d'une armoire ; je crois que cela fait bien vingt ans qu'elle ne l'a plus regardé.

La fourrure, donc, c'est dépassé, ou presque… En porter n'est plus moralement et socialement acceptable, tout le monde a à peu près intégré l'idée qu'au XXIe siècle, nous n'avons plus besoin d'écorcher un animal et de lui voler ses poils pour avoir quelque chose de chaud à nous mettre sur le dos. Nous ne sommes pas des bêtes, hein ? Pourtant, nous portons peut-être de la fourrure sans le savoir, car la fourrure est partout. On la trouve dans ces petits colifichets que les enseignes disposent stratégiquement le long des caisses ou dans ces porte-clés rigolos et colorés que les enfants accrochent à leurs sacs à dos. Elle est aussi dans les cols, les capuches, les garnitures sur les bords de manches. Alors, évidemment, on ne nous le dit pas et on va même jusqu'à nous faire croire, parfois, que de la vraie fourrure est de la fausse fourrure. Elle sera éventuellement teintée pour que les consommateurs ne l'identifient pas comme de « la vraie ». Cette fourrure vient de l'étranger, de Chine notamment. Là où l'on est capable de tout pour vendre, comme faire passer du chien pour du raton laveur ou kidnapper des animaux de compagnie (chats, chiens, lapins) pour les transformer en manteaux. Les vidéos montrent des animaux dépecés, parfois alors qu'ils sont encore vivants.

Il n'y a pas que la Chine. Si vous pensez comme beaucoup[147] qu'il n'y a plus d'élevages d'animaux à fourrure en France, vous vous trompez. Il y en a. Notamment des élevages de visons d'Amérique – on en compte une dizaine dans l'Hexagone –, au poil plus dense que les visons d'Europe, et qui n'ont pas la chance d'être considérés comme une espèce protégée : 150 000 visons d'Amérique sont élevés et tués dans les élevages français chaque année. Entassés dans des cages minuscules d'où dégoulinent des excréments, ils sont gazés ou électrocutés par voie anale pour ne pas tacher la fourrure.

Au sein de l'Union européenne, les pièges à mâchoires d'acier sont si monstrueux qu'ils sont interdits. Mais, comme le souligne l'association Peta, « en France, rien n'empêche l'importation et la vente des fourrures attrapées par le biais de ces dispositifs cruels[148] ». Dans ces pièges sont pris parfois des coyotes sauvages qui peuvent agoniser des jours durant. Certains animaux se rongent les os pour se libérer – notamment des mères qui doivent aller nourrir leurs petits affamés. « Les animaux qui n'ont pas succombé aux conditions climatiques, aux pertes de sang, aux infections ou aux prédateurs sont souvent étranglés, abattus, écrasés au sol ou battus à mort lorsque le trappeur revient », écrit Peta qui interpelle notamment régulièrement la marque Canada Goose. Les capuches de leurs parkas sont faites avec la fourrure de coyotes sauvages. L'association Peta a gagné d'innombrables combats dans le monde entier. Elle a réussi à mobiliser de nombreuses célébrités – Pink, Pamela Anderson, Eva Mendes, Natalie Imbruglia, Charlize Theron, ou encore Jeff Panacloc et Marilou Berry en France. Offensive, Peta a aussi sévi lors des défilés de Fashion Weeks, et balancé de la peinture rouge sur les adeptes de haute fourrure.

Comme l'industrie du cuir, celle de la fourrure provoque aussi des dégâts environnementaux et sociaux. Des produits chimiques dangereux sont aspergés sur les peaux pour éviter leur putréfaction et détériorent la santé des ouvriers qui travaillent sur les sites de traitement. Les déjections des animaux d'élevage se dispersent dans la nature et polluent les sols et les rivières.

La liste est heureusement longue, désormais, des marques qui n'utilisent plus de fourrure : Sandro, Maje, Claudie Pierlot, Stella McCartney, Calvin Klein, Vivienne Westwood,

Tommy Hilfiger, H&M, Ralph Lauren, United Colors of Benetton, Esprit[149].

Certaines personnes, naguère attachées à la fourrure, choisissent aujourd'hui de porter de la fausse fourrure. Sachez que l'idée même de la fausse fourrure fait débat, certains végans considérant qu'en porter peut faire la promotion de la vraie. À vous de voir ce que vous souhaitez faire. La perfection n'est pas de ce monde, et ne plus acheter de vraie fourrure est avant tout un geste qu'il faut saluer.

« Pourquoi pas la laine ? »

Pourquoi ne pas porter de laine ? C'est une drôle de question. À première vue, elle semble même ne pas avoir de sens. Nous avons tous en tête qu'il est naturel de tondre un mouton. Cela lui rend service, puisque lui enlever de la laine le soulage, non ?

Eh bien, non, car la tonte se fait dans des conditions épouvantables. Et s'ils étaient dans la nature, les moutons ne produiraient pas naturellement autant de laine. Dans la « vraie vie », ils ne génèrent en effet que la quantité dont ils ont besoin pour avoir chaud, et perdent un peu de leur toison au fil des ans. Il n'y a qu'une espèce, celle des moutons mérinos, qui a une toison tellement lourde qu'elle doit être tondue chaque année. Il y a toutefois un détail d'importance : les moutons mérinos ont été génétiquement modifiés[150].

Les moutons ont des vies dures. Ils suffoquent l'été sous cette toison anormalement épaisse, certains meurent même à cause de la chaleur. Dans les replis de leur laine, l'urine s'accumule. Elle attire les mouches qui viennent pondre leurs œufs. Les asticots éclosent et peuvent littéralement manger le mouton vivant : ce sont les larves de la « mouche à viande ». Pour éviter ce problème, des éleveurs pratiquent le *mulesing* qui consiste à couper une tranche de chair autour de la queue. Ce procédé est destiné à éloigner les mouches en les empêchant de déposer leurs œufs sur la surface à vif. La pratique n'a pas fait ses preuves, loin de là. Elle est révoltante, tout le monde en convient, mais les mentalités ont du mal à évoluer. Et ce, même si des marques comme Uniqlo, H&M, Adidas, Abercrombie & Fitch n'achètent plus de laine provenant d'agneaux soumis au *mulesing*.

Mais il n'y a pas que ça. Il y a aussi la tonte en elle-même, terrifiante… Privés d'eau et de nourriture vingt-quatre heures avant la manœuvre pour les rendre plus dociles, les moutons sont tondus par des salariés rémunérés à la quantité de laine produite. Autant dire que la quantité passe avant la qualité, et qu'il n'y a pas de temps à perdre pour les « bonnes pratiques ». Les moutons sont manipulés sans ménagement. Peta, qui a infiltré des hangars de tonte en Australie et aux États-Unis en 2014, a filmé des « travailleurs donnant des coups de pied, des coups de poing et piétinant les moutons au niveau de la tête. Les frappant au visage avec des tondeuses métalliques et laissant d'énormes entailles sur leurs corps, lesquelles étaient ensuite recousues grossièrement avec une aiguille et du fil sans anesthésie d'aucune sorte. Un tondeur a même tordu si violemment la tête d'un mouton qu'il lui a cassé le cou. » Les images sont difficilement soutenables[151]. Et comme dans les abattoirs en France, l'industrie refuse la vidéosurveillance.

Quand elles ne sont plus bonnes à la tonte (en vieillissant, la quantité de laine produite diminue), les bêtes partent par bateaux au Moyen-Orient où leur chair est prisée. Un voyage éprouvant, long de plusieurs semaines. Les moutons qui survivent à cette traversée sont ensuite envoyés dans des abattoirs où ces créatures sont égorgées alors qu'elles sont encore conscientes.

Alors, certes, il n'est pas si facile de remplacer la laine. Vous pouvez acheter des pulls en coton biologique, des costumes en lin (à préférer aux tissus synthétiques mauvais pour ce qui est de l'empreinte écologique) ou des polaires fabriquées à base de matériaux recyclés. Oui bon, je commence à vous connaître et je vous vois déjà grimacer à l'idée de polaires… Tu n'as rien trouvé de plus sexy ? On va dire que je vous fais confiance pour accessoiriser. Regardez aussi du côté des vêtements en chanvre et surveillez ce qui se fait avec la fibre de soja. Vous pouvez aussi vous appliquer à faire durer vos pulls ou manteaux quelques années de plus… Après tout, la tendance est au vintage !

N'hésitez pas aussi à surfer sur les sites vendant des vêtements d'occasion. Non seulement vous réduirez votre impact environnemental en n'achetant pas du neuf, mais vous n'envoyez pas un signal au fabricant en l'encourageant à continuer de produire. Certains pensent qu'à partir du moment où un vêtement existe, végan ou pas, on peut l'acheter. À vous de décider là aussi mais vous ne m'enlèverez pas de l'idée qu'en achetant un tel vêtement, vous propagez l'idée que ce vêtement est désirable.

« Pourquoi pas les duvets ? »

Bien sûr, la plupart du temps, on va nous dire que les plumes proviennent d'animaux morts, d'oies et de canards déjà abattus. Alors, morts pour morts, pourquoi se gêner ? Admettons. Mais il y a plusieurs aspects sur lesquels se pencher. Tout d'abord, si les animaux sont bien morts au préalable, il faut avoir conscience qu'ils ont enrichi une autre industrie, celle du foie gras par exemple. Acheter du duvet, c'est donc soutenir financièrement cette « tradition » et les méthodes qui s'y pratiquent.

Ensuite, rien ne prouve que ces plumes proviennent d'animaux morts. Il y a ce que l'on raconte pour nous faire acheter, et loin de nos yeux, sur un autre continent parfois, il y a la réalité. Cette réalité, selon Peta[152], c'est que 80 % du duvet et des plumes produits dans le monde, utilisés pour des doudounes et des articles de literie, viennent de Chine, où le plumage à vif est la norme (tout comme en Hongrie et en Pologne).

L'arrachage à vif commence lorsque les volatiles ont dix semaines et se pratique deux à quatre fois dans une vie (pour les oies, par exemple). Des arrachages si durs que les « arracheurs », pressés par les cadences infernales qu'on leur impose, enlèvent parfois un bout de chair qu'ils recousent à vif sur l'animal qui ne survit pas toujours à cette pratique d'un autre temps. Et s'il a la « chance » de tenir bon ? Eh bien, il a ensuite froid pour que nous ayons chaud, en attendant que son plumage repousse.

Ces techniques sont d'autant plus révoltantes qu'aujourd'hui il n'est franchement pas difficile de remplacer le duvet des volatiles par des alternatives comme le kapok (une fibre végétale) et le Thermoball™. Elles sont en outre plus performantes et souvent recyclées. Après tout, oreillers, manteaux, duvets, couettes et doudounes existent en version synthétique pour les personnes allergiques. Alors pourquoi ne pas les adopter, nous aussi ? Côté marques, vous pourrez regarder chez The North Face qui a beaucoup travaillé sur le sujet des alternatives. À suivre également, les très jolies doudounes de l'enseigne italienne au petit canard Save The Duck 100 % *animal free* et *cruelty free*. On peut les trouver en France dans une quarantaine de points de vente, sur La Redoute et Zalando.

Pour se sentir léger comme une plume, et sans culpabilité, ça vaut le coup d'essayer, non ?

« Pourquoi pas le poisson ? »

Pour beaucoup de gens mal informés, être végan, végétalien ou végétarien, c'est ne pas manger de viande. Le poisson, c'est différent, tout le monde s'en *fish* : on peut bien s'en faire un au four de temps en temps ! Eh bien, non. Pas de poissons, pas de crustacés. Parce que, au cas où vous auriez loupé l'information, les végans ne mangent rien d'animal. Et que les poissons sont des animaux, pas des légumes !

Les poissons sont les grands oubliés de l'Histoire. Pourquoi ? Peut-être parce qu'ils sont sous l'eau et qu'on les voit encore moins que les vaches que l'on voit déjà peu. Peut-être aussi parce qu'ils n'ont pas d'expression faciale et qu'ils ne crient pas. Les poissons méritent pourtant d'être connus, et reconnus : ils ont un cœur, des muscles, un cerveau, une sensibilité. Alexandre, un jeune pêcheur corse, me racontait qu'il était obligé de changer de technique de pêche tous les deux ans environ parce que les poissons finissaient toujours par parvenir à déjouer ses techniques. Des études ont montré qu'ils étaient capables de retrouver leur chemin sur une distance de plus de 20 km[153], et ce, même après plusieurs mois de captivité[154]. Nombre de poissons qui ont été étudiés sont capables de reconnaître leurs congénères individuellement. Ils sont sociaux et vivent en groupes. Si ça se trouve, ils ont plus de potes que nous et pourraient nager dans le bonheur si on ne les mangeait pas !

Chaque année, le pire se passe en mer où l'on estime que plus de 1 000 milliards de poissons sont pêchés. La plupart meurent en suffoquant dans des filets, ou sont disséqués à vif quand ils ne sont pas congelés sur place[155]. Leur agonie dure entre vingt-cinq minutes et quatre heures[156].

À cela s'ajoute également ce que l'on appelle les « prises accessoires » : 7 à 20 millions de tonnes de malheureux poissons qui sont capturés « par erreur », alors qu'ils ne correspondent pas aux espèces ciblées. Ils sont alors rejetés à la mer, agonisants. « 89 % des requins-marteaux et 80 % des requins blancs et des requins-renards ont disparu de l'Atlantique Nord-Est dans les vingt dernières années suite aux prises accessoires[157] », rappelle L214. C'est la surpêche : les océans renferment de moins en moins de poissons qui ne se reproduisent pas assez vite pour compenser le nombre de morts. Selon l'Institut Français de Recherche pour l'Exploitation de la Mer (Ifremer), 27 % (soit plus du quart) des poissons pêchés en France en 2017 étaient victimes de la surpêche, ce qui ne permet pas la reproduction de l'espèce[158].

« En décembre 2006 », rappelle toujours L214, « une équipe dirigée par Boris Worm, de l'université de Dalhousie (Canada), a calculé qu'au milieu du XXIe siècle, les espèces les plus couramment pêchées aujourd'hui pourraient avoir disparu si la pression humaine (surpêche, pollution et destruction des milieux) continue au rythme actuel[159]. »

La pisciculture aurait pu être une solution mais elle ne l'est pas : la quête de la rentabilité aidant, les animaux sont parqués dans des espaces extrêmement petits où ils vivent en état de stress, ont une alimentation discutable et produisent davantage de gras que de muscles. Par ailleurs, beaucoup de poissons, comme le thon, ont le sérieux inconvénient d'être hautement contaminés par du mercure, des dioxines et des polychlorobiphényles (PCB). En effet, les polluants ont tendance à s'accumuler davantage dans les animaux marins.

Alors, optons pour les alternatives et arêtons – pardon, arrêtons – de massacrer les vrais.

« Pourquoi pas les œufs ? »

On va revenir sur les fondamentaux de l'œuf et de la poule. La première chose à savoir, c'est que les œufs sont les règles des poules. Les poules ont un cycle menstruel au cours duquel l'ovaire « envoie du jaune » sur son passage. Ce n'est que lorsque la poule est fécondée par le coq que l'œuf renferme un poussin. Manger un œuf, c'est donc manger un ovule.

Admettons que cette idée ne semble incongrue à personne (après tout, on cuisine bien des rognons…). Vous devez donc vous demander en quoi manger un œuf de poule non fécondé – dans lequel aucun poussin ne naîtra, donc – peut faire du mal à une poule.

Pour avoir un œuf, il faut une poule pondeuse. Une femelle, donc. Le problème, c'est qu'à l'éclosion, il y a autant de mâles que de femelles. Sitôt nées, les femelles sont envoyées direct à Poule emploi, dans des élevages de poules pondeuses. Sitôt nés, les mâles sont gazés ou envoyés… à la broyeuse. Comprenez : ils ne servent à rien, puisqu'ils ne pondent pas. Alors, ils sont broyés vivants, ou mis – vivants – dans des sacs où ils étouffent lentement par centaines, ou encore jetés – toujours vivants – à la benne. 40 à 50 millions de poussins sont ainsi tués chaque année en France.

Évidemment, excepté Hannibal Lecter peut-être, personne ne valide intellectuellement cette mise à mort, légale en France jusqu'en 2021[160]. Pourtant, manger des œufs, c'est cautionner cela. C'est cautionner aussi ce que sera la vie d'une poule pondeuse au sein d'un élevage industriel, mode d'élevage qui produit en France 450 œufs par seconde[161]. C'est une vie entassée dans un édifice sans fenêtres avec, pour l'immense majorité des poules, aucun accès à l'extérieur. Elles ont le bec coupé pour ne pas blesser leurs congénères alors qu'une poule est faite pour picorer, leurs besoins naturels sont niés (comme prendre des bains de poussière ou se percher), leur cycle biologique est modifié pour pondre 300 œufs par an au lieu de 60 naturellement. C'est une vie qui s'achève au bout d'une année (et non dix à douze ans, comme ça peut être le cas) pour finir en bouillon de poulet.

À partir du moment où nous consommons un œuf, bio ou pas, à partir du moment où nous achetons des pâtes aux œufs ou des mayonnaises, nous soutenons cela.

Au moins, y a-t-il un impact santé ?

Eh bien… Ce n'est même pas sûr ! On sait que la valeur protéinique d'un œuf est de 12,6 grammes de protéines pour 100 grammes. Ce n'est pas mal mais beaucoup moins que les lentilles par exemple (24,90 grammes). Sa valeur nutritionnelle tout court est aujourd'hui un mystère. Le Dr Bernard-Pellet nous éclaire : « On a longtemps cru que les protéines d'œufs étaient parfaites, parce que leur proportion dans les différents acides aminés essentiels (méthionine, lysine, tryptophane, etc.) semblait optimale. La quantité de méthionine, notamment, semblait idéale. Aujourd'hui, on en est revenu… La plupart des études nutritionnelles étant des études faites sur les animaux, et non pas sur les êtres humains, on en a tiré des conclusions fausses. En se référant à ces études, on en a conclu que la protéine d'œuf est parfaite… pour le rat. Mais le rat a des poils et ces poils ont besoin de méthionine pour pousser. L'être humain n'a pas la même proportion de poils que le rat, et donc pas les mêmes besoins en méthionine ! »

En l'absence d'études nutritionnelles fiables, on peut dire que ces œufs produits dans la souffrance (dans l'immense majorité des cas) ne sont pas essentiels à la bonne santé humaine.

Certaines études mais pas toutes indiquent même que les œufs favorisent le diabète de type 2, le diabète gestationnel, les maladies cardio-vasculaires voire augmentent la mortalité toutes causes confondues[162]. Ils contiennent de plus du cholestérol et, selon le docteur américain Michael Greger, spécialiste de la nutrition mondialement reconnu, un œuf par jour est aussi dangereux que… cinq cigarettes quotidiennes.

Par quoi remplacer les œufs ?

Dans une recette sucrée (gâteau, cake, biscuit, etc.), lorsqu'il n'y a qu'un seul œuf utilisé, il sert le plus souvent à lier les ingrédients secs entre eux et apporte la part humide qui donne du moelleux à la préparation. Dans ce cas, on peut le remplacer par :

- 15 g de fécule mélangée à 30 ml d'eau ;
- 60 g de compote de pommes ou d'autres fruits ;
- 60 g de bananes écrasées ;
- 60 g de purée de légumes, comme la courge butternut ;
- 60 g de tofu soyeux ;
- 60 g de yaourt de soja ;
- 20 g de graines de lin moulues ou graines de chia.

Lorsque deux ou trois œufs sont utilisés dans une recette, ils servent le plus souvent à faire lever la pâte lors de la cuisson (gâteaux moelleux, cakes, muffins…). Dans ce cas, on peut remplacer les œufs par :

- 60 g de compote et un mélange de graines de lin et d'eau ;
- un mélange de lait de soja (235 ml) et de vinaigre de cidre (15 ml).

Parfois, les œufs sont destinés à être montés en neige. Dans ce cas, l'aquafaba (la merveilleuse eau de cuisson des pois chiches dont je vous parlais) est une incroyable alternative végétale.

Pour retrouver la saveur particulière de l'œuf, on peut utiliser du sel de kala namak, ce sel noir de l'Himalaya à la saveur soufrée caractéristique absolument bluffante (vous voyez, j'ai fini par vous dire ce que c'était, finalement), ou du sel fumé des Salishes, disponibles dans les épiceries fines et spécialisées.

JE SAIS D'OÙ PROVIENNENT LES ŒUFS QUE JE MANGE

Admettons que vous ayez adhéré à une AMAP, que vous habitiez près d'une ferme ou que vous ayez un maraîcher de confiance, bref que vous sachiez d'où proviennent les œufs achetés par ces différents interlocuteurs. Admettons que l'on considère que consommer les œufs de poule, à partir du moment où elles évoluent en plein air, n'est pas un problème. Pourtant, que se passe-t-il à votre avis quand certains œufs doivent être fécondés pour faire naître des poules ? Que faire des mâles qui viennent au monde ? Les laisser vivre nombreux et avoir droit à d'épiques batailles de coqs (c'est assez impressionnant) ? Les tuer ? Vous arrivez à la même conclusion que moi : la plupart du temps, c'est la deuxième option qui est choisie… Il faut toutefois noter que de plus en plus de solutions alternatives existent. En France, Poulehouse vend des œufs « qui ne tuent pas la poule » : l'entreprise pratique le « sexage *in ovo* » qui permet de détecter le sexe du poussin dans l'œuf et ainsi de ne couver que les femelles. Leurs poules pondeuses, qui évoluent en plein air, meurent de leur mort naturelle. Les œufs sont vendus plus cher mais les consommateurs semblent jouer le jeu. Sachez que certaines associations (Amadeus VG Humanimal, Sauvetages de Poules, la Pondation de Félicie sur Facebook) proposent également d'adopter des poules de réforme issues d'élevages intensifs et destinées à l'abattoir. La solution n'est pas très végane, ni même très antispéciste, mais elle est pragmatique. Elle a le mérite d'offrir une fin de vie douce à des animaux épuisés par une existence d'enfermement.

« Pourquoi pas le miel ? »

Le miel est sujet à discussion. La Vegan Society elle-même a discuté longuement avant d'adopter une position tranchée.

D'abord, et avant tout, se pose la question du bien-être des abeilles. Nous devons beaucoup à ces insectes qui pollinisent et rendent possible une grande partie de la végétation sur Terre. 84 % des espèces cultivées en Europe dépendent directement des pollinisateurs et plus particulièrement des abeilles[163]. Le miel est leur nourriture, pas la nôtre, et les abeilles travaillent dur pour l'obtenir : une abeille visite jusqu'à 1 500 fleurs pour y puiser le nectar qui fera vivre sa ruche et fournira les réserves d'hiver à toute la colonie.

Ensuite se pose la question du comportement, éthique ou pas, des apiculteurs. Lorsque l'apiculteur récolte le miel, (le pollen, la gelée royale ou encore la propolis – ces trois derniers sont utilisés dans les compléments alimentaires), il enfume la ruche. Beaucoup d'abeilles cherchent alors à défendre leur nourriture, et meurent. Certains apiculteurs coupent les ailes des reines pour qu'elles restent dans la ruche et ne puissent pas aller créer une autre colonie ailleurs[164]. Il arrive aussi que les colonies soient détruites après récolte pour des raisons économiques : il sera moins cher de repeupler avec une nouvelle colonie plutôt que de nourrir la ruche l'hiver.

Enfin, pour aider les abeilles à passer l'hiver, puisqu'on leur prend leur miel, des apiculteurs leur laissent un substitut riche en sucre. Des chercheurs soupçonnent ces substituts, qui ne sont par ailleurs pas assez riches en nutriments, d'accélérer l'effrayant déclin de leur population dans le monde. Rien n'est cependant prouvé, et d'autres pistes – comme les OGM, la pollution, le réchauffement climatique – sont explorées.

Objectivement, il est difficile de jeter la pierre aux petits apiculteurs passionnés, contrairement aux margoulins qui vendent le miel chinois fabriqué par de grosses entreprises. Les premiers aiment profondément leurs abeilles, luttent pour les sauver, mobilisent les autorités, tentent des plans Marshall[165], vont recueillir les essaims sauvages dans les jardins de particuliers[166], pratiquent une apiculture douce…

Alors, verdict ? On fond, ou pas, pour le miel ? Faites comme vous le sentez. Libre à vous de suivre – ou non – la recommandation négative de la Vegan Society. Revenant à la définition même du terme végan, elle rappelle que le véganisme ne condamne pas seulement la cruauté mais l'exploitation des animaux.

Il est par ailleurs évident que nous n'avons pas besoin de miel pour vivre et qu'il existe de nombreuses options : le sirop d'agave, qui a un pouvoir bien plus sucrant que le miel, le sirop d'érable, le sirop de datte ou encore la mélasse marcheront aussi bien dans votre thé et sur vos pancakes.

« Pourquoi pas le cirque, les delphinariums ou les zoos ? »

À Marrakech, comme à peu près tous les touristes, j'ai fait un tour de calèche le long des remparts de la ville. À New York, je l'ai fait pour parcourir les abords de Central Park. Je ne le ferai plus. Je ne savais pas à l'époque la maltraitance qui se cachait derrière cette petite balade. Je n'avais pas saisi combien il était difficile pour ces animaux de se frayer un chemin sur l'asphalte, d'éviter les collisions avec les voitures dans les coups de klaxon et les gaz d'échappement.

Comme beaucoup de parents, j'ai également emmené mon enfant au zoo. En matière de respect du vivant, est-ce bien ? Est-ce mal ? De quel zoo parle-t-on ? De celui de Copenhague où le girafon Marius fut tué et donné en nourriture aux lions (car il y avait un « surplus » d'animaux...) ? Ou de celui de Beauval qui soutient plus de quarante-cinq programmes de conservation à travers le monde ? Qu'est-ce que ces deux zoos ont en commun ? Rien, si ce n'est la captivité. Or, même dans les zoos avec les meilleures intentions du monde, les animaux sauvages ne sont pas faits pour la captivité.

Les professionnels des 400 cirques en activité en France arguent le fait qu'ils s'occupent bien de leurs animaux et qu'ils les aiment. C'est souvent vrai. Pourtant, la condamnation des cirques et des delphinariums ne devrait pas faire débat : même si les animaux sont bien traités, ils ne sont pas là pour nous divertir. Dans une vidéo soutenant l'association C'est assez !, la délicieuse actrice Hélène de Fougerolles évoque le Marineland d'Antibes, le parc animalier Planète Sauvage à Nantes et le delphinarium du parc Astérix. Elle pose la question suivante : « Ces trois parcs aquatiques nous ont rendu les cétacés accessibles. Mais à quel prix ? » La comédienne évoque les bassins trop petits, l'eau chlorée qui brûle les yeux comme la peau, les animaux mis sous antidépresseurs… « Comment des animaux en souffrance peuvent-ils nous servir de divertissement ? » demande-t-elle.

L'interrogation vaut aussi pour le cirque. Chaque jour, en France, sous les yeux de spectateurs mal informés et venus « passer un bon moment » au cirque, 2 000 animaux sauvages sont contraints d'exercer des numéros. Ces tours brisent leurs articulations, entaillent leur chair, leur enlèvent toute dignité. Croit-on vraiment que les tigres sont faits pour sauter à travers des cerceaux en feu, que les éléphants veulent ardemment faire le poirier ? Croit-on vraiment que des fauves qui, dans leur espace naturel, règnent sur un territoire de plusieurs dizaines de kilomètres carrés, sont heureux de passer nuit et jour dans une cage de 4 m^2 ? Non, bien sûr.

Il faut aussi avoir en tête que l'éléphant qui se produit sur la piste a le plus souvent été séparé de sa mère bébé. Il a aussi peut-être été soumis à la technique éprouvée du *crushing* (du mot anglais signifiant broyer, anéantir). Cette méthode consiste à amener les pauvres bêtes à leur point de rupture psychologique afin d'obtenir d'eux une soumission totale… Le ruban qui orne l'extrémité du bâton du dresseur dissimule souvent un crochet en métal (l'ankus), destiné à entailler les zones les plus sensibles (pattes et oreilles) du corps de l'animal, quand il rechigne à exécuter son numéro. Rien de moins.

Alors, si des adeptes du genre venaient à vous expliquer que ces spectacles d'un autre âge ont toujours existé, vous pourrez leur répondre que : un, c'est faux[167], deux, c'est barbare et trois, est-ce parce qu'une chose a toujours existé qu'elle est légitime ? La vie de chapiteau n'est pas la vie de château.

De nombreuses associations réclament aujourd'hui l'interdiction des animaux sauvages dans les cirques. Elles font pression sur les maires, qui ont le pouvoir d'interdire ces spectacles rétrogrades. En France, plus d'une centaine de villes ont donc pris position pour des cirques sans animaux sauvages. Des cirques tentent même des hologrammes et, à la surprise générale, cela marche plutôt bien.

Pourquoi interdire les animaux sauvages dans les cirques et ne pas élargir aux animaux en général ? « Parce qu'il y a deux écoles », nous apprend Fabienne Roumet, conseillère d'arrondissement. Déléguée à l'agriculture urbaine et à la biodiversité à Paris, elle connaît bien le sujet. « Certains pensent qu'il faut interdire tous les animaux. D'autres pensent que les animaux domestiques ont plaisir à travailler avec les humains. Ce serait le cas, par exemple, des chiens de la race des borders collies. »

Selon un sondage commandé par plusieurs ONG[168], 56 % des personnes interrogées affirment que « l'avenir des cirques, c'est sans les animaux », même si 49 % jugent qu'ils sont bien traités. Vraiment ? Ce n'est pas ce qu'illustre l'histoire de l'ours Mischa. Il appartenait à une société de dressage et de spectacles itinérants qui l'avait si bien dressé que ses « propriétaires le faisaient se produire en boîte de nuit ou en soirée dans des palaces, en tutu rose sur un vélo ou avec un cigare entre les lèvres[169] ». Il chutait parfois sous les rires du public… Les associations de protection animale (30 millions d'Amis, One Voice, la Fondation Brigitte Bardot) réclamaient depuis longtemps que cet ours maltraité soit soustrait à ses bourreaux. À la fin de l'année 2019, la préfecture du Loir-et-Cher ordonnait finalement le placement de l'ours Mischa dans le zoo refuge de La Tanière, près de Chartres. Arrivé au refuge, il avait la trachée écrasée par ses chaînes et des vers longs qui dévoraient ses entrailles lui sortaient par les naseaux. Il ne s'est pas réveillé de l'anesthésie qui lui avait été prodiguée pour le soigner.

Le problème s'applique aussi à la corrida, évidemment. Samantha Cazebonne, députée LREM déjà à l'origine de l'amendement introduisant un menu végétarien hebdomadaire dans les cantines, a annoncé le dépôt d'une proposition de loi[170] interdisant aux moins de seize ans l'accès aux arènes ainsi qu'aux combats de coqs. L'élue s'appuie notamment sur des études ayant mis en évidence « un risque accru de maltraitance animale et de conduite délinquante ou violente » chez les personnes ayant assisté, enfants, à ce genre de spectacles.

Les opposants à cette proposition parleront d'ordre moral. Mais il est en fait moral, juste moral, d'apprendre à son enfant dès son plus jeune âge à ne pas rire d'un ours qui tombe d'un vélo. De l'éduquer à ne pas se moquer d'un éléphant qui dégringole de son tabouret. De lui enseigner que voir un lionceau dans un clip de rappeur n'est pas chose normale. Le trafic d'animaux est le troisième plus lucratif après ceux de la drogue et des armes. Et ça, ça n'a rien de divertissant.

AVOIR UN ANIMAL CHEZ SOI EST-IL VÉGAN ?

« Doit-on » ou pas avoir un animal chez soi ? Avons-nous « le droit » ou pas de vivre avec un chien, un chat, un NAC* ? Ma réponse, c'est qu'il n'y a pas de choses prescrites, ou proscrites, pour être un « bon » végan. Avoir un animal dit « de compagnie » est un choix personnel. On fait comme on a envie ! La question d'avoir ou non des animaux dans sa maison est l'une des plus souvent posées, et elle suscite beaucoup de passion. Après tout, être végan, c'est ne pas considérer les animaux comme une ressource, ni comme une marchandise. Nous ne les « possédons » pas. Or, nous décidons pourtant de la nourriture que nous leur donnons, de leurs sorties, des soins qui leur sont administrés. Je ne crois néanmoins pas mentir si j'écris que la majorité des végans ne trouvent rien à redire au fait de vivre avec un animal. À condition de ne pas l'avoir acheté (un animal n'est pas une marchandise, rappelons-le) mais recueilli. Pour ma part, j'ai deux chats : l'un a été abandonné sur un marché à Bagneux, en banlieue parisienne, et j'ai récupéré l'autre chez un particulier qui ne savait plus quoi faire de ses portées. En France, pays qui détient le triste record des abandons en Europe, les refuges sont pleins d'animaux abandonnés qui ne demandent qu'à trouver un foyer. La question de l'alimentation végane ou pas de son animal est une interrogation récurrente également. La majorité des vétérinaires est contre, même si des croquettes véganes (supplémentées) existent. Il semblerait que l'alimentation végétale convienne aux chiens mais pas aux chats, naturellement carnivores : si une alimentation végétale est tentée sur les chats, il faut absolument qu'elle soit supplémentée en taurine. Il faut aussi avoir en tête que pour les chats mâles castrés l'alimentation végétale peut favoriser l'apparition de problèmes urinaires. Si vous ne savez pas comment aborder cette question, n'hésitez pas à rejoindre des groupes Facebook qui y sont dédiés (Chats et Chiens végétaliens, par exemple) pour échanger sur ce sujet. Vous pouvez vous informer sur le site VEGAnimalis, sur celui de L214 et trouver la liste des boutiques en ligne ou physiques vendant des aliments végétaux pour animaux sur vegan-pratique.fr.

* Ce sigle désigne les Nouveaux Animaux de Compagnie comme les furets, les lapins, les reptiles ou les insectes.

Il y a de la viande dans les Marshmallows ?!

Maintenant que vous êtes presque à la fin du livre, il faut que je vous avoue quelque chose : même avec la meilleure volonté du monde, même avec la plus grande conviction, vous ne serez jamais complètement végan, ni même végétarien. À moins de vivre en haut d'une montagne (l'agar-agar tiens !), de ne plus vous déplacer, de ne plus utiliser le moindre produit de beauté ou d'entretien, il y aura toujours des produits animaux là où on n'était pas censé en trouver. L'imagination des hommes est sans limite. Rien ne se perd quand on abat un animal, tout se transforme…

Vous ne me croyez pas ? Pourtant, derrière le carburant de votre voiture, derrière vos yaourts ou derrière vos bonbons se cache un animal. Un tigre dans le moteur ? Quasiment. En 2013, l'entreprise Saria, du groupe Les Mousquetaires (Intermarché, Netto), se lançait dans la production de biocarburant fait à partir de graisses animales impropres à la consommation et d'huiles de friture usagées[171]. Le principe est simple : on rend visite aux équarrisseurs, aux bouchers, voire aux restaurateurs, et on récupère la graisse des veaux, des vaches, des cochons et des volailles (ce que l'on appelle des coproduits). Le but est tout aussi simple : il s'agit de la faire brûler dans des chaudières industrielles pour finalement l'incorporer au gazole vendu dans les enseignes du groupe Intermarché.

Cette production ne représente pas de grosses quantités mais elle illustre bien le fait que, dans ce monde, il est impossible d'être 100 % végan. Il est impossible également d'être 100 % végétarien. Car la viande est partout, même dans les fruits !

Les « auxiliaires technologiques » ou comment glisser des produits animaux partout

En 2018, l'association foodwatch s'est intéressée à des produits de consommation courante : yaourts, fromages, bonbons, etc[172]. Ce qu'elle a découvert dépasse l'entendement.

Il y avait en effet :

- de la gélatine de bœuf dans les yaourts Panier de Yoplait 0 % aux fruits rouges (l'étiquette mentionnait juste « gélatine ») ;
- de la gélatine de porc dans L'Authentique petit ourson guimauve de Cémoi et dans les Chamallows Haribo ;
- de la gélatine de porc dans les yaourts Viennois au chocolat de Nestlé ;
- de la présure dans le comté au lait cru bio de Système U (Super U, Hyper U, etc.) ;
- du shellac (E904), provenant de la cochenille, dans les pommes rouges et luisantes de type fuji et dans la glace Carte d'Or Façon Glacier fraise & morceaux de meringue ;
- du carmin, provenant du même insecte, dans l'Orangina rouge.

Ragoûtant, n'est-ce pas ? Surtout quand on sait ce qu'il y a vraiment derrière le shellac, la gélatine ou la présure…

Le shellac est une laque issue de la sécrétion résineuse d'un insecte asiatique, la cochenille. Le carmin est, quant à lui, un colorant fabriqué à partir de ce même insecte. Appliquée sur un produit alimentaire, la résine de shellac lui donne un aspect luisant qui peut également agir comme couche de protection.

La gélatine porcine et bovine est fabriquée à partir de la peau et des os des animaux, portée à ébullition de façon prolongée. Elle ne coûte rien aux industriels qui en mettent absolument partout (un millier de produits répertoriés). Elle apporte de l'onctuosité aux desserts lactés et de l'élasticité aux bonbons.

Quant à la présure, c'est un coagulant qui permet au lait de cailler et de durcir. Elle est obtenue en grattant l'estomac des jeunes ruminants, principalement des veaux abattus alors qu'ils ne sont pas encore sevrés.

Lorsqu'ils sont épinglés, les industriels ont pour premier réflexe, généralement, d'arguer que les consommateurs aiment les produits incriminés et que ces résidus animaux ne sont présents qu'en pourcentage minime dans les aliments visés. Oui… Et alors ? Végan ou non, végétarien ou non, n'importe quel consommateur a le droit de savoir ce qu'il mange. Peu après la parution de l'enquête de foodwatch, Yoplait et Nestlé ont rapidement corrigé le tir. Ils ont enlevé la gélatine d'origine animale de leurs produits.

Je sais, ces pratiques sont révoltantes. Mais ne vous sentez pas non plus tout de suite un destin à la Erin Brockovich… Car glisser des ingrédients animaux dans des produits où vous ne vous attendriez jamais à les trouver n'est absolument pas hors la loi. Ces substances animales (insectes, porc, bœuf) utilisées dans des produits comme le yaourt ou le fromage sont considérées comme des « auxiliaires technologiques ». Il en existe 300 en France, et ils se trouvent quasiment dans tous les produits de supermarché, notamment parce que la loi n'impose pas de les mentionner lisiblement sur l'étiquette. Or jouer à rendre les étiquettes illisibles est une spécialité des industriels. Christophe Brusset l'explique très bien : « Sur les étiquettes, l'encre qui bave, le lettrage trop petit, c'est exprès. Seul le code-barres, essentiel pour le passage en caisse, doit être parfaitement imprimé[173]. »

Le sucre non plus n'est pas tout blanc. Pour le blanchir, justement, de nombreuses marques utilisent de la poudre d'os, qui n'est autre que des carcasses de bovins broyées. Le sucre roux ne fait pas mieux : c'est la carmine, poudre produite à base de puce de cochenille, qui lui donne une coloration rouge. Mieux vaut donc opter pour le sirop d'agave, le sucre non raffiné ou le sucre de coco.

Summum du glamour – même s'ils ne se mangent pas –, les préservatifs contiennent des protéines de lait, dont la fameuse caséine qui rend le préservatif plus souple. Il existe néanmoins des marques de préservatifs véganes comme Fair Squared, Green Condom Club, Billy Boy ou encore Glyde. Des lubrifiants végans existent également et l'huile de coco peut sortir de la cuisine pour servir à plein d'autres choses... Mais je vais m'arrêter là.

Pour continuer ces réjouissances, je vous conseille de vous méfier de tous ces « E quelque chose » qui apparaissent dans les compositions. Ce sont des additifs et voilà leur signification[174] :

- E470a-b, E442, E471, E472, E473, E475, E476, E477, E481/82, E483, E491-495, E574 peuvent contenir des acides gras animaux ;
- E1105, lysozyme ou lysozyme chlorhydrate, renferme du blanc d'œuf ;
- E1100 ou amylase inclut du pancréas de porc ou des moisissures ;

• E920 ou L-cystéine est obtenu à partir de plumes et de poils ;
• E630 ou acide inosinique est tiré de viandes ou de poissons ;
• E620 ou acide glutamique peut être d'origine végétale mais aussi animale ;
• E304 ou palmitate d'ascorbyle ou stéarate d'ascorbyle ;
• E432, E436 ou polysorbates[175].

Pour vérifier si les additifs sont végans ou pas, vous pouvez aller vérifier sur le site les-additifs-alimentaires.com et regarder l'onglet « Additifs végétaliens ou non ».

Oui, je sais, tout cela est très compliqué. Et je n'ai malheureusement pas terminé…

> LES FRUITS ET LÉGUMES SONT-ILS VRAIMENT VÉGANS ?
>
> La question peut paraître stupide, et pourtant… Manger des fruits et légumes, c'est manger des aliments qui ont pu être fertilisés grâce à de la bouse de vache ou à des fertilisants faits de farines carnées ou de poudres d'os ou de cornes. Y compris des fruits et légumes bio car l'agriculture traditionnelle préfère les fertilisants naturels aux fertilisants chimiques. Aux États-Unis, une poignée de fermiers (une cinquantaine) se voyant comme des pionniers défendent désormais une agriculture se passant entièrement de produits dérivés d'animaux. En France, Expertise Vegan Europe (Eve Vegan) délivre depuis 2016 des certificats aux agriculteurs pratiquant ce mode de culture.

Plus d'apéro ?

Passons maintenant au vin. Non, je ne dis pas ça parce que c'est l'heure de l'apéro ! Quoi ? Même le vin ? Eh oui, parce que dans le vin il n'y a pas que du raisin : il y a environ

200 autres composants dont des produits de collage pour aider à la clarification et la stabilisation du nectar. Que renferment ces produits de collage ? De la gélatine (dans les vins rouges), de la colle de poisson ou ichtyocolle obtenue à partir du cartilage de poisson (vins blancs et rouges), de la caséine (dans les vins blancs), du blanc d'œuf ou albumine. On trouve même du sang animal dans les vins antérieurs à 1997, date à laquelle cet adjuvant a été interdit. Un rien soûlant, si vous voulez mon avis[176] !

Comment trouver des vins végans alors ? Je ne vous cache pas que c'est très dur, car il existe bien peu de vins labellisés végans ou végétariens. De plus, cette appellation n'implique aucune obligation de contrôle. Seuls les labels Expertise Végane Europe ainsi que V-Label ou Vegan Society sont fiables. En l'absence de label, je ne peux que vous conseiller de privilégier les vins « naturels » ou « vivants » (cultivés via l'agriculture biologique) ainsi que les vins qui ne sont ni clarifiés ni filtrés (qui n'utilisent pas de colle de poisson ou de blanc d'œuf). Le problème n'est pas ici la présence d'œufs ou de lait (les producteurs doivent la mentionner en raison des allergies alimentaires) mais bien les produits de collage. Mais il n'existe aujourd'hui en France aucune obligation pour les exploitants d'afficher les caractéristiques liées à la clarification sur leurs étiquettes…

Pour en savoir plus sur les vins végétaliens, vous pouvez consulter le site Internet Vin-Végétalien ou vous procurer le *Guide Brachet des vins végans et végétaliens* de Claire Brachet. Si vous souhaitez en commander en ligne, je vous recommande les sites : www.meilleursvinsbio.com, www.vinoverde.de, www.viva.org.uk/wineshop, www.veganwinesonline.co.uk ou encore animalaidshop.org.uk/wine.

En ce qui concerne les cocktails, nous avons plus de chances ! La liste des alcools, des bières et des liqueurs végétaliens est longue : le Whisky Cutty Sark, le Jack Daniel's (sauf le Jack Daniel's Honey et le Ready To Drink), le Nikka, le rhum Diplomatico, l'Absolut Vodka, la Smirnoff (sauf la root beer), le Ricard, l'Aperol, le Bombay Sapphire, etc. En revanche, faites attention à la sauce Worcestershire du Bloody Mary qui contient des anchois.

Pour les bières, sachez que la Kronenbourg 1664 blonde est *vegan friendly* mais pas la 1664 Rosé. Néanmoins, bonne nouvelle, toutes les Corona le sont. De façon générale, la plupart des bières que vendent les supermarchés en France sont véganes. Consciente de l'éthique, la brasserie Guinness a même décidé de se passer de colle de poisson après deux cent cinquante-six ans d'existence. La démarche mérite d'être saluée.

Pour savoir si vos bouteilles d'alcool sont véganes, un site génial existe : barnivore.com. Il recense 48 000 références qui ont été vérifiées plusieurs fois, assure l'équipe. Il est en anglais mais Kronenbourg ou Bombay Sapphire, c'est la même chose dans toutes les langues, non ? Il suffit d'entrer le nom de l'alcool et Barnivore vous dira si c'est *vegan friendly* ou non, de même pour les cépages. Si vous ne trouvez pas d'indication sur l'alcool recherché, vous pouvez écrire au producteur en téléchargeant un formulaire déjà prêt dans la rubrique « Ask a company ». À charge pour vous d'envoyer ensuite la réponse aux responsables de Barnivore, ce qui permettra d'enrichir la communauté. Côté applications, vous avez accès sur iPhone à VeggieBeers (gratuit) pour les bières, et Vegaholic (payant) pour tous les alcools (ou presque). Sur Androïd, vous trouverez VegeTipple et VeggieBeers.

Les produits cosmétiques

De votre vanity végan, il faudra écarter les brosses à cheveux en poils de sanglier, les véritables blaireaux de rasage ou les faux cils en poils de vison tout comme les crèmes à la bave d'escargot ou au venin de serpent. Ces produits sont facilement reconnaissables mais qu'en est-il des autres ?

Si vous êtes une femme, je suis sûre que, comme moi, vous avez dû lire ce conseil beauté dans un magazine féminin ou que votre mère et votre grand-mère vous l'ont répété : « L'accessoire indispensable pour rehausser le teint ? Un vrai rouge carmin. » On est d'accord, un trait de rouge carmin sur les lèvres, c'est ultrachic et ça fait le job pour rehausser le teint. Ce petit tube n'a l'air de rien mais c'est un vrai concentré d'élégance…

La réalité est beaucoup moins glamour, malheureusement. En adoptant ce rouge à lèvres, nous condamnons à mort une espèce vivante. Le rouge carmin s'appelle également rouge cochenille, du nom de l'insecte qui est broyé, avec ses œufs, pour que l'on puisse obtenir cette couleur profonde et vive. Il est utilisé par la plupart des marques de cosmétiques, même les plus prestigieuses.

Faites le test mais, je vous préviens, il va falloir plisser des yeux ou sortir une loupe. Soigneusement cachée sous une première étiquette, vous trouverez en effet une microscopique liste d'ingrédients. Les mots « rouge cochenille » ou « acide carminique » sont écrits ? Voire, plus trompeuses encore, les formules « CI 75470 » ou « E120 » ? Si c'est le cas, je suis désolée de vous dire que vous avez mangé des insectes, même si vous avez acheté des produits validés par certains labels naturels ou bio, qui ne l'interdisent pas !

Parmi les autres produits auxquels faire attention, on peut citer :

- les lotions hydratantes qui contiennent souvent de la lanoline. Le nom est doux, presque mignon mais la lanoline est une graisse de moutons et de brebis que l'on retrouve sur la laine ;
- certaines crèmes anti-âge hors de prix contiennent du squalène qui vient du foie de requin[177] ;
- les savons estampillés « 100 % naturel » peuvent être enrichis en tallowate de sodium, obtenu à base de graisse de bœuf ;
- les vernis et fards à paupières nacrés peuvent contenir de la guanine, dérivée d'écailles de poisson.

L'industrie cosmétique n'a pas son pareil pour masquer les souffrances qu'elle véhicule... Sachant cela, on peut toujours se consoler en se disant qu'au moins, en France, les produits ne sont plus testés sur les animaux... Encore raté ! Certes, le 11 juillet 2013, un règlement européen[178] entrait en vigueur et mettait théoriquement fin aux essais cosmétiques sur les animaux. Cependant, en vertu du règlement REACH[179] – un autre texte européen qui vise à sécuriser la fabrication de substances chimiques –, ces pratiques ont en réalité toujours cours dans certains laboratoires ! Sur le site de l'Agence européenne des produits chimiques, il est écrit noir sur blanc : « Il est parfois nécessaire d'avoir recours à l'expérimentation animale s'il n'existe aucune autre solution. » En revanche, les marques ne sont pas obligées de signaler cette mention... Il faut également savoir que les entreprises peuvent aussi aller faire leurs tests hors Union européenne en toute légalité, dans des pays comme la Chine où ils sont autorisés (pour ne pas dire encouragés). Évidemment, rien de tout cela n'est mentionné nulle part !

Le consommateur ne doit pas savoir qu'il y a tant de laideur dans ses produits de beauté. « Je ne sais pas où est passée notre compassion », soupire Fanny Maurer. « On s'attribue des valeurs qui ne sont pas les nôtres. Quand on dit par exemple "ce n'est pas humain", si, justement, ça l'est ! Les animaux ont l'esprit d'équipe, sont dotés d'amour... Pas nous, visiblement. » La jeune femme est l'une des maquilleuses les plus en vue du monde de la mode, travaillant notamment pour la marque végane Kat Von D Beauty. Fanny, qui est suivie par 147 000 personnes, se souvient de l'un de ses posts sur Instagram : « C'était une photo de mon petit déjeuner, que je prenais avec une tasse d'une marque française très connue. En commentaire, quelqu'un m'a dit : "Ils mettent des cendres d'os de bœuf dans la porcelaine de leurs tasses." Cela fait cinq ans que je suis végane, je lis tout ce qui sort sur le sujet, je fais attention à tout ce que j'achète et je n'aurais jamais pensé à ça ! Je continue à découvrir des tortures et ça me donne la haine. » Il y a de quoi.

Mais pour en revenir aux produits de beauté, comment faire ? Soit on apprend à lire les listes de l'INCI (International Nomenclature of Cosmetic Ingredients) qui détaillent les composants des produits cosmétiques[180] – mais avec des noms en anglais et latin, c'est un peu ardu –, soit on se fie aux labels. Sur un flacon, on cherchera tout d'abord un sigle assurant une fabrication sans souffrance, comme le sigle international « Choose Cruelty Free » ou celui de Peta, très fiable. Toutefois, attention : ils ne garantissent absolument pas des produits végans ! Votre crème, votre shampoing ou votre baume à lèvres pourra inclure des ingrédients d'origine animale, comme de la cire d'abeille, du miel, du lait, etc. On guettera donc un deuxième label, végan cette fois. On peut citer ceux-là : « Vegan Society », « Vegan approved », « Vegecert Vegan », « EVE » (Expertise Végane Europe) ou « Certified Vegan », entre autres.

Les marques, spécifiquement véganes, vendues en France sont : Ahava, Beauty Blender, Kat Von D, Lamazuna, Lolita Lempicka, Maria Nila, Manucurist, Pachamamaï, Paï Skincare, Patyka, Youth to the people. Si vous cherchez une liste très complète de marques véganes, le site Needs and Moods est très bien fait, ainsi que le moteur de recherche de Peta, qui vous permet de rentrer le nom d'une marque et de vérifier si elle est végane ou non. Pour les détenteurs d'un appareil Apple, il existe également l'application Bunny Free téléchargeable gratuitement.

C'est quoi le problème avec les tatouages ?

L'encre des tatouages peut parfois contenir du charbon (dit « noir animal »), fabriqué à partir d'os d'animaux calcinés, tout comme des graisses animales, de la gélatine (issue de la peau d'animaux bouillie) ou encore de la gomme-laque (créée à partir de la résine sécrétée par des vers, les kerria lacca)*. Il faut aussi faire attention au stencil ou papier transfert utilisé pour faire un calque du dessin sur la peau, car ce papier peut contenir de la lanoline (graisse de laine de mouton). Les produits de soins post-tatouage peuvent également contenir des produits animaux comme de la cire d'abeille. Si votre tatoueur ne s'affiche pas *vegan friendly*, demandez-lui de vous indiquer la marque de l'encre qu'il utilise. Les encres Silverback et Eternal Ink, les deux plus grosses du secteur, sont véganes, ce qui n'est pas le cas de l'encre de Chine qui contient... de la peau de lapin** !

* La Petite Noisette, *10 conseils tatouages vegan et cruelty-free* [en ligne]. Voir : laptitenoisette.com/conseils-tatouage-vegan-cruelty-free/.

** Sarah Barbier, *Tatouage vegan : « Pas d'animaux sous ma peau »* [en ligne]. Voir : sarahbarbier.wordpress.com/2019/01/15/tatouage-vegan-pas-danimaux-sous-ma-peau/.

Conclusion

J'ai dû vous plomber un peu le moral en vous disant que vous ne seriez jamais complètement végan ou végétarien. Même si l'on ne peut pas être « parfait », sachez que votre engagement fait la différence.

À lui seul, un végan consomme deux fois moins d'eau, car il ne sollicite pas l'industrie de l'élevage. Il sauve aussi 200 animaux par an. Le site Internet Vegetarian Calculator vous permet de calculer le nombre d'animaux que vous avez épargnés depuis que vous êtes végétarien ou végan, leur poids en kilos ainsi que la diminution de votre empreinte carbone. N'hésitez pas à le consulter les fois où vous doutez, où vous vous sentez désarmé, impuissant, inutile, où vous croisez un camion rempli de pauvres bêtes sur une autoroute, où vous vous sentez bien seul dans un dîner pendant lequel vous n'avez même plus envie de citer cette étude du *Proceedings of the National Academy of Sciences of the United States of America* selon laquelle huit millions de vies pourraient être sauvées d'ici à 2050 si le monde entier devenait végan[181].

Si j'ai beaucoup parlé de vous et de votre santé dans ce livre, sachez que vous avez aussi pris soin de la planète. Une planète qui, selon les scientifiques, a vu disparaître 60 % du vivant en quarante ans[182]... Pensez donc à ces rivières qui, grâce vos choix alimentaires, seront un peu moins souillées, à ces océans qui seront un peu moins abîmés, à ces poissons que votre décision a épargnés, à ces terres que l'agroalimentaire ne prendra pas à des cultivateurs qui en ont vraiment besoin, à ces émissions de CO_2 dues à l'élevage industriel auxquelles vous n'avez pas contribué…

Et puis vous avez probablement des gens qui vous côtoient et qui, en vous voyant aller bien, commencent à changer. Autour de moi, des personnes que je n'ai absolument pas voulu rallier à quoi que ce soit ont arrêté la viande ou adopté une alimentation végétale. D'autres, jusqu'alors très fermées, se sont ouvertes, ont cherché à échanger. Tous les végans que je connais ont des histoires semblables.

Dites-vous bien que vous n'avez pas fait que prier pour l'Amazonie ou accuser les lobbies, vous avez « voté » avec votre portefeuille, et vous le faites chaque jour, en n'achetant pas les produits d'entreprises dont vous ne soutenez pas les méthodes. Vous vous êtes révolté contre tous ceux qui ne veulent rien changer parce qu'on a « toujours fait comme ça ». Votre santé, l'environnement et les 200 animaux que vous sauvez chaque année de votre vie vous disent merci.

20 recettes faciles

imaginées par Eva-Claire Pasquier*

* N'hésitez pas à consulter le blog d'Eva-Claire Pasquier : evaclaire.fr/formation/blog/.

APÉRITIF

Houmous

Ingrédients pour 4 à 6 personnes

- 400 g de pois chiches cuits
- 1 cuillère à soupe de purée de sésame
- 1 cuillère à café rase de sel
- 1 gousse d'ail
- 1 cuillère à café de cumin en poudre
- 1 citron pressé
- 6 cuillères à soupe d'huile d'olive

Mixez tous les ingrédients pour obtenir la consistance d'une crème épaisse et onctueuse. Goûtez pour ajuster l'assaisonnement. Servez dans un bol avec un filet d'huile d'olive. Se conserve plusieurs jours au frais.

Purée de haricots rouges à la mexicaine

Ingrédients pour 4 à 6 personnes

- 400 g de haricots rouges cuits
- 1 cuillère à café de paprika
- 1 cuillère à soupe d'huile de tournesol
- 1 poignée de graines de tournesol et/ou de courge (pour la décoration)
- Sel
- Tabasco

Mixez tous les ingrédients et ajoutez le sel à la fin ainsi que quelques gouttes de tabasco. Servez avec des chips de maïs.

Tartinade rosso

Ingrédients pour 1 pot

- 100 g de graines de tournesol décortiquées
- 1 petite gousse d'ail
- Le jus d'un demi-citron
- 4 tomates séchées
- 100 g de poivrons pelés, crus ou cuits
- 6 g de sel
- 1 cuillère à café d'herbes de Provence
- 4 cuillères à soupe d'huile d'olive

La veille au soir (ou 4 heures à l'avance), faites tremper les graines de tournesol dans l'eau. Le lendemain, videz l'eau et versez les graines dans un grand saladier. Remplissez-le d'eau et frottez doucement les graines entre vos mains pour dégager les petites peaux qui flotteront. Faites également tremper les tomates séchées dans un peu d'eau afin de les ramollir.

Égouttez et mixez les graines de tournesol avec la gousse d'ail et les tomates séchées. Ajoutez les autres ingrédients en réservant deux cuillères à soupe d'huile et mixez bien pour obtenir une pâte. Ajoutez éventuellement un peu d'eau pour obtenir une consistance plus crémeuse. Vérifiez l'assaisonnement. Tassez dans un pot ou une terrine, et recouvrez du reste de l'huile d'olive. Servez avec des toasts ou des crackers.

ENTRÉES

Salade d'été de pois chiches

Ingrédients pour 4 à 6 personnes

- 550 g de pois chiches cuits
- ½ poivron rouge
- ½ poivron jaune
- 2 oignons
- Le jus d'un citron ou un peu de vinaigre
- 4 cuillères à soupe d'huile d'olive
- ½ cuillère à café de cumin en poudre
- ½ cuillère à café de graines de coriandre en poudre et quelques feuilles fraîches ciselées
- Sel

Coupez les poivrons en petits dés. Émincez finement les oignons (le vert compris). Mélangez tous les ingrédients et salez.

Salade de champignons à la ciboulette

Ingrédients pour 4 personnes

- 250 g de champignons de Paris très frais
- Le jus d'un citron
- 2 yaourts de soja nature
- ½ bouquet de ciboulette
- Sel, poivre

Émincez finement les champignons. Ciselez la ciboulette. Mélangez les yaourts et le jus de citron. Ajoutez le tout délicatement aux champignons. Salez et poivrez.

Carottes confites aux petits oignons

Ingrédients pour 4 personnes

- 1 gros oignon émincé grossièrement
- 400 g de carottes coupées en bâtonnets
- 2 cuillères à soupe de beurre (ou huile) de coco
- 2 cuillères à soupe de sirop de riz
- Sel
- Persil ciselé

Dans une cocotte, versez une tasse d'eau, le sirop, le beurre et quatre pincées de sel. Ajouter les carottes et l'oignon et bien mélanger le tout. Faites cuire à couvert et à feu doux environ 30 min jusqu'à ce que les légumes soient tendres.

Découvrez et laissez le liquide s'évaporer complètement en mélangeant régulièrement, surtout à la fin pour éviter que cela attache. Ajoutez le persil, vérifiez l'assaisonnement et servez.

Velouté de potimarrons aux épices

Ingrédients pour 4 à 6 personnes

- 1 petit potimarron (800 g)
- 1 ou 2 oignons
- Environ 2 cuillères à café d'un mélange d'épices en poudre : cannelle, cardamome, gingembre râpé, girofle à quantités égales
- Crème végétale au choix

Tranchez le ou les oignons en cubes et faites-les revenir avec les épices quelques minutes dans une cocotte avec un peu d'huile.

Coupez le potimarron, retirez les graines, tranchez-le en petits morceaux et versez-le dans la cocotte. Recouvrez d'eau et salez. Laissez cuire jusqu'à attendrissement puis mixez finement. Ajoutez la crème au choix et servez.

PLATS

Riz sauté aux légumes

Ingrédients pour 2 ou 3 personnes

- 2 bols de riz long cuit
- 1 ou 2 carottes râpées grossièrement
- 1 poireau coupé (le vert compris)
- 2 cuillères à soupe de sauce soja
- 2 cuillères à soupe d'huile de cuisson
- ½ bouquet de persil effeuillé

Dans une sauteuse ou un wok, mélangez la sauce soja, l'huile et une demi-tasse d'eau. Chauffez à feu vif. Ajoutez le poireau et laissez cuire quelques minutes à couvert. Ajoutez la carotte râpée puis le riz. Mélangez quelques instants à découvert en laissant le liquide s'évaporer. Parsemez de persil et vérifiez l'assaisonnement avant de servir.

Sarrasin forestier

Ingrédients pour 2 personnes

- 2 bols de sarrasin cuit
- 250 g de champignons frais coupés en dés
- 1 gousse d'ail pressée
- Quelques feuilles de persil hachées
- 2 cuillères à soupe de sauce soja
- Huile de cuisson

Dans une sauteuse ou un wok, faites revenir les champignons, l'ail et le persil dans un peu d'huile à feu moyen environ 5 min. Ajoutez la sauce soja et deux cuillères à soupe d'eau puis le sarrasin. Mélangez encore quelques minutes à feu vif afin que l'ensemble soit bien chaud et servez.

Gratin de pâtes

Ingrédients pour 2 à 4 personnes

- 250 g de tofu aux herbes
- 125 g de pâtes complètes (macaronis ou coquillettes)
- 1 courge râpée ou une grosse courgette (200 g environ)
- 3 cuillères à soupe de sauce soja
- 4 cuillères à soupe d'huile d'olive
- Un peu de muscade râpée (facultatif)

Cuisez les pâtes *al dente* et égouttez-les. Écrasez le tofu finement. Dans un saladier, mélangez les pâtes, le tofu, la courge, l'huile, la sauce soja et la muscade. Tassez le tout dans un plat à gratin huilé. Cuire à feu moyen 25 à 30 min.

Tagliatelles à la carbonara

Ingrédients pour 4 personnes

- 400 g de tagliatelles de riz
- 250 g de tofu fumé
- Sauce soja
- Crème végétale au choix
- Sel et poivre

Cuisez les tagliatelles *al dente* et égouttez-les. Tranchez le tofu en forme de petits lardons, roulez-les dans de la sauce soja et faites-les revenir dans un peu d'huile. Mélangez les tagliatelles avec les « lardons » de tofu et ajoutez la quantité de crème que vous souhaitez. Réchauffez un peu l'ensemble tout doucement en mélangeant délicatement. Salez et poivrez avant de servir.

Purée de patates douces à la crème de coco

Ingrédients pour 4 personnes

- 4 patates douces moyennes (1 kg) pelées et coupées en morceaux
- 4 à 8 cuillères à soupe de crème de coco
- Sel

Épluchez et coupez les patates en morceaux. Cuisez-les à l'étouffée en les couvrant d'eau salée jusqu'à ce qu'elles soient tendres. Écrasez-les à la fourchette, ajoutez la crème de coco et salez.

DESSERTS

Brownies choco noisette orange

Ingrédients pour 8 personnes

- 225 g de farine de riz complet
- 6 cuillères à soupe de noisettes grossièrement concassées
- 2 cuillères à soupe de fécule au choix
- 180 g de sucre complet
- 1 cuillère à soupe de poudre à lever
- 1 zeste d'orange râpée
- 1 tablette de chocolat extra-noir (100 g)
- 225 ml de lait végétal au choix
- 75 ml d'huile de cuisson (coco ou margarine)

Versez le lait dans une casserole, y ajouter le chocolat en petits morceaux et faire chauffer doucement en remuant de temps en temps pour que le tout fonde. Ajoutez l'huile puis le sucre. Laissez légèrement refroidir. Dans une poêle à fond épais, faites dorer légèrement à feu doux les noisettes. Dans un saladier, mélangez bien la farine, la fécule, la poudre à lever, les noisettes et le zeste. Ajoutez alors délicatement la mixture au chocolat en « soulevant » la pâte à l'aide d'un fouet. Huilez un moule large et bas de type plat à gratin et versez le mélange. Faites cuire au four à moyenne température environ 25 min. Laissez refroidir avant de déguster.

Smoothie pur fruits

Ingrédients pour un grand verre

- 1 banane
- Le jus d'une orange
- Quelques fraises ou autres fruits de saison au choix
- 1 cuillère à soupe de purée d'amande, de noisette ou de coco

Lavez et équeutez les fraises, pelez la banane. Mixez tous les ingrédients et dégustez sans attendre.

Rochers coco citron

Ingrédients pour 10 à 12 rochers

- 40 g de farine de riz
- 10 g de fécule au choix
- 100 g de noix de coco râpée
- 40 g de sirop d'agave
- 95 ml de lait végétal
- Le zeste râpé d'un citron bio
- 1 pincée de sel

Préchauffez le four à 190°. Mélangez soigneusement tous les ingrédients. Prélevez la pâte à l'aide d'une petite cuillère à glace en tassant bien. Déposez chaque dôme sur une plaque de four bien huilée ou sur du papier cuisson ; ou bien faites des boules puis formez des « chapeaux » en pressant le dessus avec quatre doigts une fois posés sur la plaque de cuisson. Faites cuire environ 15 min à 190°. Les bords doivent commencer à dorer. Attendez le complet refroidissement avant de déguster.

Perles de tapioca mangue coco

Ingrédients pour 4 personnes

- 100 g de tapioca
- 300 ml d'eau
- 75 ml de lait de coco
- 2 ou 3 cuillères à soupe de sucre non raffiné
- 1 mangue bien mûre

Dans une casserole, à feu moyen, faites cuire le tapioca dans l'eau en remuant de temps en temps. Lorsqu'il est bien gonflé, ajoutez le lait de coco et le sucre, mélangez bien et faites cuire à feu doux quelques minutes en remuant régulièrement. Pelez et coupez la mangue en petits dés et répartissez-la dans quatre ramequins ou verrines. Couvrez les mangues de la préparation au tapioca. Dégustez chaud ou froid.

Boulettes de patates douces à la noix de coco

Ingrédients pour 10 boulettes

- 250 g de patates douces
- 2 cuillères à soupe d'huile de coco désodorisée ou non
- Noix de coco râpée séchée
- Sel non raffiné et poivre du moulin (de préférence 5 baies)

Faites cuire la patate douce à la vapeur jusqu'à ce qu'elle soit tendre. Versez-la dans un grand bol. Pelez-la rapidement en tirant sur la peau qui se détache très facilement et mettez l'huile de coco à fondre sur la patate encore chaude. Écrasez l'ensemble soigneusement, salez et poivrez au goût, et mettez au frais quelque temps. Une fois figé, prélevez des cuillerées de pâte, façonnez des boulettes et roulez-les dans la noix de coco. Servez froid.

LES INCONTOURNABLES

Beurre végétal

Ingrédients pour 1 personne

Pour un beurre demi-sel

- 3 cuillères à soupe de noix de cajou en poudre
- 1 cuillère à soupe de beurre de coco fondu
- 1 pincée de sel
- 1 pincée de curcuma (pour la couleur)

Pour un beurre doux

- 3 cuillères à soupe de noix de cajou en poudre
- 1 cuillère à soupe de beurre de coco fondu
- 1 pincée de vanille en poudre

Mélangez les ingrédients. Versez dans un petit ramequin individuel et laissez figer au frais. Dégustez comme du beurre.

Sauce bolognaise végétale

Ingrédients pour 4 à 6 personnes

- 300 g de protéines de soja texturées fines
- 1 oignon coupé fin
- 1 grosse courgette coupée en petits morceaux
- 1 aubergine pelée et coupée en petits morceaux
- 8 tomates moyennes pelées et concassées (ou un grand bol de coulis de tomates)
- 1 ou 2 gousses d'ail
- 1 bouquet de basilic ou 1 branche de thym, de romarin ou de sauge
- 2 ou 3 cuillères à soupe d'huile d'olive
- Sauce soja ou sel

Dans un grand bol, couvrez les protéines d'eau bouillante salée et laissez-les gonfler une dizaine de minutes. Égouttez.

Dans un faitout, faites revenir l'ail et l'oignon hachés dans l'huile d'olive quelques minutes. Ajoutez l'aubergine et faites-la revenir une minute en mélangeant. Versez tout le reste des ingrédients et ajoutez suffisamment d'eau pour que le niveau de liquide les recouvre. Mélangez.

Portez à ébullition puis continuez la cuisson à feu doux en laissant mijoter 30 à 40 min, jusqu'à ce que les légumes deviennent fondants et que l'eau en trop soit absorbée. Vérifiez régulièrement que cela n'attache pas (sinon, ajoutez un peu d'eau). Servez avec des pâtes, du riz ou de la polenta, par exemple.

Saucisses, boulettes et farce veggie tous usages

Ingrédients pour 2 à 4 personnes

- 200 g de tofu fumé
- 30 g de noix de cajou concassées
- 1 oignon rouge ou des échalotes (100 g)
- 1 cuillère à soupe d'herbes de Provence séchées
- 1 cuillère à café d'ail en semoule déshydraté ou 1 gousse d'ail frais haché fin
- 1 cuillère à soupe de psyllium (à acheter en magasin bio)
- 3 cuillères à soupe de farine de pois chiches
- Sel et poivre
- 1 cuillère à soupe d'eau

Mixez le tofu finement. Concassez les noix de cajou grossièrement. Hachez les oignons très finement et faites-les cuire doucement avec l'ail dans une poêle à couvert. Ajoutez une cuillère à soupe d'eau pour les attendrir un peu. Mélangez tous les ingrédients et vérifiez l'assaisonnement. Façonnez des boulettes, des petites galettes ou des petites saucisses en pressant cette farce fermement entre les mains, puis les faire dorer dans une poêle avant de les déguster.

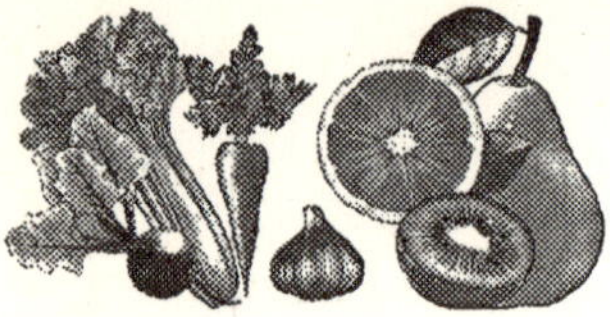

CALENDRIER*
des fruits, légumes et céréales
· HIVER ·

JANVIER

LÉGUMES

Ail
Betterave
Carotte
Céleri-branche
Céleri-rave
Chou
Chou blanc
Chou de Bruxelles
Chou frisé
Chou rouge
Courge
Crosne
Endive
Épinard
Frisée
Mâche
Navet
Oignon
Panais
Poireau
Pomme de terre
Salsifi
Topinambour

FRUITS

Amande sèche
Citron
Clémentine
Kaki
Kiwi
Mandarine
Orange
Pamplemousse
Physalis
Poire
Pomme

FÉVRIER

LÉGUMES

Ail
Betterave
Carotte
Céleri-rave
Chou blanc
Chou de Bruxelles
Chou frisé
Chou rouge
Crosne
Endive
Épinard
Frisée
Mâche
Navet
Oignon
Panais
Poireau
Pomme de terre
Radis
Salsifi
Topinambour

FRUITS

Amande sèche
Citron
Clémentine
Kiwi
Mandarine
Orange
Pamplemousse
Physalis
Poire
Pomme

MARS

LÉGUMES

Ail
Asperge
Betterave
Blette
Carotte
Céleri-rave
Chou
Chou de Bruxelles
Chou-fleur
Crosne
Endive
Épinard
Frisée
Navet
Oignon
Panais
Poireau
Pomme de terre
Radis
Salsifi
Topinambour

FRUITS

Amande sèche
Citron
Kiwi
Orange
Pamplemousse
Poire
Pomme

* © Greenpeace France 2019

CALENDRIER
des fruits, légumes et céréales

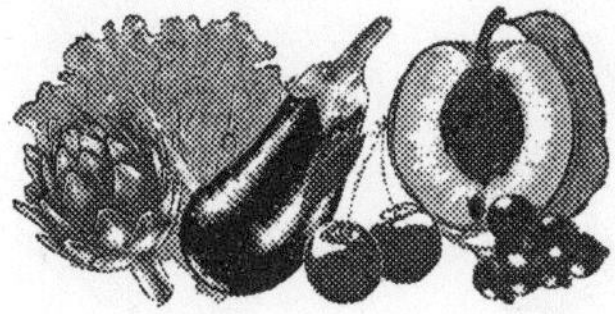

· PRINTEMPS ·

Avril

LÉGUMES

Ail
Artichaut
Asperge
Betterave
Blette
Carotte
Chou-fleur
Concombre
Endive
Épinard
Frisée
Laitue
Navet
Oignon
Petit pois
Poireau
Pomme de terre
Radis

FRUITS

Amande sèche
Citron
Pamplemousse
Poire
Pomme

Mai

LÉGUMES

Ail
Artichaut
Asperge
Aubergine
Betterave
Blette
Carotte
Chou-fleur
Concombre
Courgette
Épinard
Laitue
Navet
Oignon
Petit pois
Pomme de terre
Radis

FRUITS

Amande sèche
Cerise
Fraise
Pamplemousse
Rhubarbe
Tomate

Juin

LÉGUMES

Ail
Artichaut
Asperge
Aubergine
Betterave
Blette
Brocoli
Carotte
Chou romanesco
Concombre
Courgette
Épinard
Fenouil
Haricot vert
Laitue
Navet
Oignon
Petit pois
Poivron
Pomme de terre
Radis

FRUITS

Abricot
Amande sèche
Brugnon
Cassis
Cerise
Citron
Fraise
Framboise
Groseille
Melon
Pamplemousse
Pastèque
Pêche
Pomme
Prune
Rhubarbe
Tomate

CÉRÉALES

Avoine
Orge
Pois
Seigle

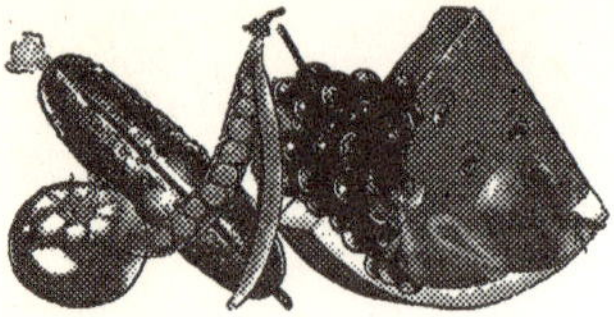

CALENDRIER
des fruits, légumes et céréales

· ÉTÉ ·

JUILLET

LÉGUMES
Ail
Artichaut
Asperge
Aubergine
Betterave
Blette
Brocoli
Carotte
Céleri-branche
Chou romanesco
Concombre
Courgette
Épinard
Fenouil
Haricot vert
Laitue
Oignon
Petit pois
Poivron
Pomme de terre
Radis

FRUITS
Abricot
Amande fraîche
Amande sèche
Brugnon
Cassis
Cerise
Figue
Fraise
Framboise
Groseille
Melon
Myrtille
Nectarine
Pastèque
Pêche
Poire
Prune
Rhubarbe
Tomate

CÉRÉALES
Avoine
Blé dur et blé tendre
Féverole et fève
Haricot blanc
Maïs
Orge
Pois
Seigle

AOÛT

LÉGUMES
Ail
Artichaut
Aubergine
Betterave
Blette
Brocoli
Carotte
Céleri-branche
Choux blanc et rouge
Chou romanesco
Concombre
Courge
Courgette
Épinard
Fenouil
Frisée
Haricot vert
Laitue
Oignon
Poivron
Pomme de terre
Radis

FRUITS
Abricot
Amande fraîche
Amande sèche
Baie de goji
Brugnon
Cassis
Figue
Fraise
Framboise
Groseille
Melon
Mirabelle
Mûre
Myrtille
Nectarine
Noisette
Pastèque
Pêche
Poire
Pomme
Prune
Pruneau
Raisin
Tomate

CÉRÉALES
Avoine
Blé dur et blé tendre
Féverole et fève
Haricot blanc
Maïs
Orge
Pois
Quinoa
Seigle

SEPTEMBRE

LÉGUMES
Ail
Artichaut
Aubergine
Betterave
Blette
Brocoli
Carotte
Céleri-branche
Chou
Choux blanc et rouge
Chou de Bruxelles
Chou-fleur
Chou frisé
Chou romanesco
Concombre
Courge
Courgette
Épinard
Fenouil
Frisée
Haricot vert
Laitue
Oignon
Panais
Patate douce
Poireau
Poivron
Pomme de terre
Potiron
Radis

FRUITS
Amande sèche
Baie de goji
Coing
Figue
Melon
Mirabelle
Mûre
Myrtille
Noisette
Noix
Pastèque
Pêche
Poire
Pomme
Prune
Pruneau
Raisin
Tomate

CÉRÉALES
Haricot blanc
Maïs
Quinoa
Riz
Sarrasin
Tournesol

CALENDRIER
des fruits, légumes et céréales

· AUTOMNE ·

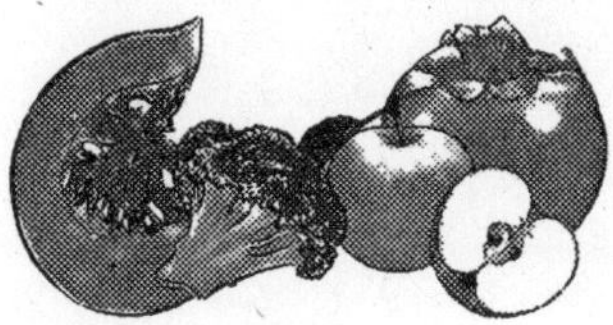

Octobre

LÉGUMES

Ail
Aubergine
Betterave
Blette
Brocoli
Carotte
Céleri-branche
Céleri-rave
Chou
Choux blanc et rouge
Chou de Bruxelles
Chou-fleur
Chou frisé
Concombre
Courge
Courgette
Échalote
Endive
Épinard
Fenouil
Frisée
Haricot vert
Laitue
Navet
Oignon
Panais
Patate douce
Poireau
Pomme de terre
Potiron
Radis
Rutabaga
Salsifi
Topinambour

FRUITS

Amande sèche
Baie de goji
Châtaigne
Citron
Coing
Figue
Framboise
Kaki
Myrtille
Noisette
Noix
Physalis
Poire
Pomme
Raisin
Tomate

CÉRÉALES

Haricot blanc
Maïs
Quinoa
Riz
Sarrasin
Soja

Novembre

LÉGUMES

Ail
Betterave
Brocoli
Cardon
Carotte
Céleri-branche
Céleri-rave
Chou
Chou blanc
Chou de Bruxelles
Chou-fleur
Chou frisé
Chou rouge
Citrouille
Courge
Crosne
Échalote
Endive
Épinard
Fenouil
Frisée
Mâche
Navet
Oignon
Panais
Poireau
Pomme de terre
Potiron
Radis
Rutabaga
Salsifi
Topinambour

FRUITS

Amande sèche
Châtaigne
Citron
Clémentine
Coing
Kaki
Kiwi
Mandarine
Orange
Physalis
Poire
Pomme

CÉRÉALES

Maïs

Décembre

LÉGUMES

Ail
Betterave
Carotte
Céleri-branche
Céleri-rave
Chou
Chou blanc
Chou de Bruxelles
Chou frisé
Chou rouge
Courge
Crosne
Échalote
Endive
Épinard
Frisée
Mâche
Navet
Oignon
Panais
Poireau
Pomme de terre
Potiron
Radis
Rutabaga
Salsifi
Topinambour

FRUITS

Amande sèche
Châtaigne
Citron
Clémentine
Kaki
Kiwi
Mandarine
Orange
Physalis
Poire
Pomme

CÉRÉALES

Avoine
Blé dur et blé tendre
Féverole et fève
Orge
Pois
Seigle

Notes

1. Greenpeace, *Élevage industriel : un effet bœuf sur l'environnement*, rubrique « Documents clés » [en ligne]. Voir : www.greenpeace.fr/elevage/. Certains avancent un chiffre de 51 %. Voir : Jeff Anhang, Robert Goodland, « Livestock and Climate Change: What if the Key Actors in Climate Change are Cows, Pigs and Chickens ? » dans *World Watch*, 2009.

2. FranceAgriMer, *Les marchés des produits laitiers, carnés et avicoles : bilan 2018, perspectives 2019*, rubrique « Actualités » [en ligne]. Voir : www.franceagrimer.fr/Stockage-Actualites/Lait/2019/.

3. Aurélie Delmas, Julien Guillot, « La consommation de viande a ré-augmenté en 2018 en France », *Libération*, 4 avril 2019.

4. Audrey Garric, « Un tiers des ménages français sont "flexitariens", 2 % sont végétariens », *Le Monde*, 1er décembre 2017. Cet article cite une étude Kantar Worldpanel datant de 2017.

5. Benoît Van Overstraeten, « Le marché végétarien et végan a augmenté de 24 % en 2018, selon une étude », *Capital*, 8 janvier 2019.

6. Novethic, *Interdiction des long-courriers, couvre-feu thermique, plus de véhicules thermiques… Les mesures extrêmes pour rester sous les 1,5 °C*, rubrique « News – Environnement » [en ligne]. Voir : www.novethic.fr/actualite/environnement/climat/.

7. Tyson Foods a revendu sa participation dans Beyond Meat lors de l'introduction en Bourse de la start-up en mai 2019. Voir : Nicolas Rauline, « L'empereur de la viande Tyson Foods se lance dans le végétal », *Les Échos*, 14 juin 2019.

8. Élise Desaulniers, « Le végane pragmatique. Entretien avec Tobias Leenaert », *L'Amorce*, 7 novembre 2018.

9. En 2016, selon Greenpeace, Interbev disposait d'un budget annuel de 36,5 millions d'euros, dont 20 millions (55 %) étaient consacrés directement à la communication. Greenpeace, *Viande et produits laitiers : l'État laisserait-il les lobbies contrôler l'assiette de nos enfants ?* [en ligne]. Voir :

cdn.greenpeace.fr/site/uploads/2017/12/rapport_greenpeace_viande_et_produits_laitiers_a_la_cantine-1.pdf.

10. Sur le site du PNNS, il faut passer par les rubriques « Les recommandations », puis « Réduire… » et enfin « … la viande : porc, bœuf, veau, mouton, agneau, abats » pour trouver la mention du régime végétalien. Dans cette dernière, le PNNS parle du végétalisme en ces termes : « Les personnes ne consommant aucun produit animal (ni viande, ni poisson, ni charcuterie, ni œuf, ni lait, ni fromage, ni yaourt ou autre produit laitier) risquent des carences en vitamine B12 conduisant à des anémies sévères : en effet, seuls les produits animaux contiennent cette vitamine. Même en parvenant à diversifier suffisamment leur alimentation ces personnes doivent donc, en lien avec le médecin traitant, un diététicien ou un pharmacien, recevoir une supplémentation. Les femmes enceintes et les femmes qui allaitent ayant une alimentation végétalienne / vegan, mais aussi leurs jeunes enfants, doivent bénéficier d'une attention médicale toute particulière compte tenu des difficultés que peut présenter un tel régime pour assurer la couverture des besoins nutritionnels. » Mangerbouger, *Comment faire lorsque l'on est végétalien/végan ?*, rubrique « Réduire » [en ligne]. Voir : www.mangerbouger.fr/Les-recommandations/.

11. NHS, *The Vegan Diet*, rubrique « Eat well – Food and diet » [en ligne]. Voir : www.nhs.uk/live-well/eat-well/the-vegan-diet/.

12. Eatrightpro, *Vegetarian Diets Can Be Nutritious, Healthful, Environmentally Sustainable Choice*, rubrique « Media – Press Releases » [en ligne]. Voir : www.eatrightpro.org/media/press-releases/positions-and-issues.

13. Benoît Van Overstraeten, art. cit.

14. Cette recherche a été faite grâce à Google Trends avec les mots-clés *vegan* et *vegetarian* entre 2009 et 2019 et dans tous les pays.

15. Vous trouverez à la fin de cet ouvrage, dans la bibliographie, une liste des sites Internet qui m'ont aidée durant ma transition.

16. Groupement National Interprofessionnel des Semences et des plants, *Le GNIS œuvre pour un assouplissement du catalogue officiel*, rubrique « La filière – Base de données des variétés » [en ligne]. Voir : www.gnis.fr/catalogue-varietes/.

17. Adriana Monge, Martin Lajous, « Ultra-processed Foods and Cancer » dans *The British Medical Journal*, février 2018.

18. Foodwatch, *foodwatch, Yuka et la Ligue contre le cancer exigent l'interdiction des nitrites et nitrates dans l'alimentation*, rubrique « Communiqués de presse » [en ligne]. Voir : www.foodwatch.org/fr/presse/communiques/.

19. Kevin D. Hall *et al.*, « Ultra-Processed Diets Cause Excess Calorie Intake and Weight Gain: An Inpatient Randomized Controlled Trial of *Ad Libitum* Food Intake » dans *Cell Metabolism*, mai 2019. Dans cette étude, des chercheurs ont comparé un régime alimentaire fondé sur les produits ultra-transformés à un régime sans ces mêmes produits. Ils ont constaté que les personnes qui suivaient le premier régime mangeaient plus que les autres, et prenaient davantage de poids. Pourtant, les repas de chacun de ces régimes avaient le même nombre de calories, de glucides et de lipides.

20. Christophe Brusset, *Vous êtes fous d'avaler ça !*, Flammarion, 2015 et *Et maintenant, on mange quoi ?*, Flammarion, 2018.

21. La nutrition, *Qu'est-ce qu'un aliment ultra-transformé ?*, rubrique « Bien manger – Guide des aliments » [en ligne]. Voir : www.lanutrition.fr/les-news/quest-ce-quun-aliment-ultra-transforme-/.

22. Elles jouent un rôle fondamental dans la construction et la réparation de nos muscles, de notre peau, de nos os, de nos cheveux et de nos ongles, et aident notre corps à se défendre contre les infections. Elles assurent aussi la plupart des fonctions cellulaires. Pour plus de détails : Anses, *Les protéines* [en ligne]. Voir : www.anses.fr/fr/content/les-proteines.

23. Selon l'Association végétarienne de France.

24. Doctissimo, *Toutes les vertus des fruits et légumes*, rubrique « Nutrition – Fruits et légumes » [en ligne]. Voir : www.doctissimo.fr/html/nutrition/aliments/fruits-legumes/niv2/fruits-legumes-vertus.htm/.

25. Hors-série n° 125S, « Ces aliments qui nous empoisonnent », *60 millions de consommateurs*, 12 avril 2018.

26. Nathalie Guignon, « En 2017, des adolescents plutôt en meilleure santé physique mais plus souvent en surcharge pondérale » dans *Études et Résultats*, août 2019, n° 1122. Dans cette étude, on apprend que 18 % des élèves de 3e sont en surcharge pondérale, dont 5 % sont obèses.

27. Charlotte Verdot, Marion Torres, Benoît Salanave, Valérie Deschamps, « Corpulence des enfants et des adultes en France métropolitaine en 2015 » dans *Bulletin épidémiologique hebdomadaire*, juin 2017, n° 13.

28. Cité par Hugo Clément dans *Comment j'ai arrêté de manger des animaux*, Éditions du Seuil, 2019.

29. Colin T. Campbell, Thomas M. Campbell, *L'Enquête Campbell*, Les Arènes, 2013.

30. *Ibid.*

31. *Ibid.*

32. Michael J. Orlich *et al.*, « Vegetarian Dietary Patterns and Mortality in Adventist Health Study 2 » dans *Journal of the American Medical Association Internal Medicine*, juillet 2013.

33. Robin Panfili, « Le nouveau documentaire Netflix qui va vous convertir au véganisme », *Konbini*, 22 novembre 2019.

34. Cité dans *The Game Changers*, Netflix.

35. Francesca L. Crowe, Paul N. Appleby, Ruth C. Travis, Timothy J. Key, « Risk of Hospitalization or Death From Ischemic Heart Disease Among British Vegetarians and Nonvegetarians: Results from the EPIC-Oxford Cohort Study » dans *The American Journal of Clinical Nutrition*, mars 2013, vol. 97. Cette étude portait sur un peu moins de 45 000 volontaires anglais et écossais suivis entre dix et vingt ans par des chercheurs de l'université d'Oxford.

36. Cité dans *The Game Changers*, Netflix.

37. Anne Dufour, Carole Garnier, *Ma bible de l'alimentation végétarienne, flexitarienne et végétalienne*, Éditions Leduc.s, 2018.

38. Contre le diabète, *Qu'est-ce que le diabète ?*, rubrique « Le diabète » [en ligne]. Voir : contrelediabete.federationdesdiabetiques.org/le-diabete/.

39. Selon l'OMS, un diabète est avéré lorsqu'à deux reprises, le taux de sucre dans le sang est supérieur ou égal à 1,26g/l à n'importe quel moment de la journée.

40. Doctissimo, *Histoire du diabète : grandes découvertes et tendances de la recherche*, rubrique « Santé – Diabète » [en ligne]. Voir : www.doctissimo.fr/html/dossiers/diabete/articles/900-diabete-histoire-decouverte.htm#/.

41. Hana Kahleova, Andrea Tura, Martin Hill, Richard Holubkov, Neal D. Barnard, « A Plant-Based Dietary Intervention Improves Beta-Cell Function and Insulin Resistance in Overweight Adults: A 16-Week Randomized Clinical Trial » dans *Nutrients*, février 2018. Dans cette étude, des chercheurs ont réuni 75 participants de vingt-cinq à soixante-quinze ans en surpoids et sans antécédents de diabète. Seize semaines durant, une moitié du groupe a conservé son régime

alimentaire habituel, l'autre a suivi un régime végan, faible en graisses, à base de fruits, de légumes, de grains entiers et de légumineuses, le tout sans limite calorique et sans changer leur activité physique... À la fin des seize semaines, le groupe des personnes ayant suivi un régime végan a vu son indice de masse corporelle baisser. Leur taux de sucre dans le sang a lui aussi diminué.

42. François Mariotti (dir.), *Vegetarian and Plant-Based Diets in Health and Disease Prevention*, Elsevier, 2017.

43. Les autres zones bleues sont la province de Nuoro en Sardaigne, la péninsule de Nicoya au Costa Rica, l'île d'Okinawa au Japon et l'île d'Icarie en Grèce.

44. Association végétarienne de France, *Position de l'Académie de nutrition et de diététique au sujet de l'alimentation végétarienne*, rubrique « Nutrition et Santé » [en ligne]. Voir : www.vegetarisme.fr/wp-content/uploads/2017/02/Vegetarisme-Position-2016-AND-version-francaise-1.pdf.

45. Cité par Hugo Clément dans *Comment j'ai arrêté de manger des animaux*, *op. cit.*

46. Anne Dufour, Carole Garnier, *op. cit.*

47. Thomas J. Moore, Jamy Ard, Paul R. Conlin, Laura P. Svetkey, « DASH (Dietary Approaches to Stop Hypertension) Diet Is Effective Treatment for Stage 1 Isolated Systolic Hypertension » dans *Journal of the American Society of Hypertension*, mai 2017. Cette étude a montré le rôle majeur que jouent les fruits et légumes dans la baisse de la pression artérielle.

48. Yoko Yokoyama, Kouichi Nishimura, Neal D. Barnard, M. Takegami, Magoe Watanabe, A. Sekikawa, T. Okamura, Y. Miyamoto, « Vegetarian Diets and Blood Pressure: A Meta-Analysis » dans *Journal of the American Medical Association Internal Medicine*, avril 2016. Le régime végétarien a été associé à une baisse moyenne de 6,9 points de la pression systolique (la pression artérielle lors de la contraction du cœur) et une baisse de la pression diastolique (la phase de relâchement du cœur).

49. Anne Dufour, Carole Garnier, *op. cit.*

50. Adeín Cassidy, Mary Franz, Éric. B. Rimm, « Dietary Flavonoid Intake and Incidence of Erectile Dysfunction » dans *The American Journal of Clinical Nutrition*, février 2016, vol. 103.

51. Association végétarienne de France, *Position de l'Académie de nutrition et de diététique au sujet de l'alimentation végétarienne*, art. cité.

Audrey Etner, « Végétarisme et risque accru d'AVC : l'éclairage d'un médecin spécialiste », *FémininBio*, 10 septembre 2019.

52. Olov Lindahl, Lars Lindwall, Alf Spångberg, Åke Stenram, Per A. Öckerman, « Vegan Regimen with Reduced Medication in the Treatment of BronchialAsthma » dans *Journal of Asthma*, 1985.

53. Sarah Redon, « Les végétariens sentent-ils meilleur que les mangeurs de viande ? », *TerraFemina*, 27 février 2017.

54. YouGov, *Le véganisme : une mode pour 74 % des Français* [en ligne]. Voir : fr.yougov.com/news/2019/10/25/le-veganisme-une-mode-pour-74-des-francais/. Ce sondage Yougov a été mené du 16 au 17 octobre 2019 auprès de 1 027 personnes.

55. Dominique Lestel, *Apologie du carnivore*, Fayard, 2011.

56. Plutarque, *Manger la chair ? Traité sur les animaux*, Rivages poche, 2018.

57. Gandhi, *Du végétarisme*, Rivages poche, 2018.

58. Décrétée par l'ONU.

59. Catharine R. Gale, Ian J. Deary, Ingrid Schoon, David G. Barry, « IQ in Childhood and Vegetarianism in Adulthood: 1970 British Cohort Study » dans *The British Medical Journal*, 2007, vol. 334.

60. Valéry Giroux, Renan Larue, *Le Véganisme*, Presses Universitaires de France, collection « Que sais-je ? », 2017.

61. Massimo Filippi, Gianna C. Riccitelli, Andrea Falini, Francesco Di Salle, Patrik Vuilleumier, Giancarlo Comi, Mara A. Rocca, « The Brain Functional Networks Associated to Human and Animal Suffering Differ Among Omnivores, Vegetarians and Vegans » dans *PLoS One*, mai 2010, n° 5.

62. Damien Mestre, « Brigitte Gothière, L214 : "Il faut refaire le lien entre la viande et les animaux" », *Socialter*, 20 juillet 2018.

63. Planetoscope, *Les animaux tués dans les abattoirs en France*, rubrique « Agriculture et alimentation » [en ligne]. Voir : www.planetoscope.com/agriculture-alimentation/2008-les-animaux-tues-dans-les-abattoirs-en-france.html.

L214, *3 millions d'animaux tués chaque jour en France* [en ligne]. Voir : www.l214.com/fichiers/pdf/TRACTbarquettesMARSEILLE.pdf.

64. En France, 14 % des animaux arrivent à la découpe en toute conscience.

65. Tige électrique de quelques centimètres qui s'enfonce et ressort du crâne. Le matador est censé étourdir les bêtes le temps qu'elles soient exécutées.

66. L214, *Poulets de chair, l'élevage de masse de plus de 800 millions d'individus par an* [en ligne]. Voir : visuels.l214.com/sites/www.l214.com/2018/800millions/.

67. Valéry Giroux, Renan Larue, *op. cit.*

68. Animal Charity Evaluators, *2018 Year in Review*, rubrique « Annual Reports » [en ligne]. Voir : animalcharityevaluators.org/about/impact/annual-reports/.

69. Fabrice Nicolino, *Bidoche : l'industrie de la viande menace le monde*, Les liens qui libèrent, 2009.

70. Agriculture.gouv, *Abattoirs : la synthèse des audits*, rubrique « Alimentation » [en ligne]. Voir : agriculture.gouv.fr/abattoirs-la-synthese-des-audits. Cet audit des abattoirs français a été commandé en 2016 par le ministère de l'Agriculture.

71. « Maladies professionnelles : les ouvriers les plus touchés », *Capital*, 10 septembre 2010. Les ouvriers des abattoirs souffrent près de douze fois plus de troubles musculo-squelettiques que la moyenne des salariés.

72. Damien Mestre, art. cit.

73. Ce concept a été théorisé dans les années cinquante par le psychologue américain Leon Festinger. Le philosophe Martin Gibert y a consacré un livre, *Voir son steak comme un animal mort*, Lux Éditeur, 2015.

74. Valéry Giroux, Renan Larue, *op. cit.*

75. Antigone XXI, *Le paradoxe de la viande*, rubrique « Think » [en ligne]. Voir : antigone21.com/2016/06/09/paradoxe-viande/.

76. Valéry Giroux, Renan Larue, *op. cit.*

77. Challenges, *Les 500 plus grandes fortunes de France 2019*, rubrique « Classement » [en ligne]. Voir : www.challenges.fr/classements/.

78. L214, *La Face cachée de nos assiettes*, Robert Laffont, 2019. Le groupe Charal a dépensé 17 millions d'euros de publicité en 2013, dernière année où il a publié ses comptes.

79. Assemblée nationale, *Commission d'enquête sur les conditions d'abattage des animaux de boucheries dans les abattoirs français*, rubrique « Contrôle, évaluation, information » [en ligne]. Voir : www.assemblee-nationale.fr/14/cr-ceabattage/15-16/c1516028.asp.

80. Le groupe Bigard détient les marques Bigard, Charal et Socopa.

81. Quatre scandales alimentaires – auxquels n'est pas lié le groupe Bigard – sont à recenser rien que pour les six dernières années. En février 2019, il y a eu le scandale de la viande polonaise frauduleuse : près de 800 kilos de viandes issues de bêtes potentiellement malades, abattues illégalement, sont achetés par neuf entreprises françaises qui ont été « dupées ». En juin 2019, le scandale du « steak des pauvres » : des tonnes de faux steaks hachés surgelés sont importés de Pologne, sans trace de viande bovine, et vendus à des associations caritatives. En 2013, c'est la retentissante affaire Spanghero et le scandale des lasagnes garnies à la viande de cheval. Et pour finir, en décembre 2013, il y a eu le scandale des chevaux de laboratoire vendus à une société de négoce narbonnaise.

82. TerraEco, cité par Valéry Giroux, Renan Larue, *op. cit.*

83. Institut national du cancer, *Les cancers en France en 2016, l'essentiel des faits et chiffres* [en ligne]. Voir : bit.ly/2BffckA.

84. Christophe Brusset, *Vous êtes fous d'avaler ça*, *op. cit.*

85. Audrey Chauvet, « Plus de 1 000 tonnes d'antibiotiques administrées aux animaux d'élevage en 2009 », *20minutes*, 28 février 2011.

86. Selon un rapport publié en février 2016 par l'EFSA (Autorité Européenne de Sécurité des Aliments). Merieux NutriScience, *Flash Alerte-info : contamination des poulets de chair par* Campylobacter, rubrique « Actualité » [en ligne]. Voir : www.merieuxnutrisciences.com/fr/actualite/flash-alerte-info-contamination-des-poulets-de-chair-par-campylobacter/.

87. Neuf millions de personnes sont concernées chaque année, toujours selon l'EFSA.

88. L214, *Antibiorésistance : 25 000 décès/an en Europe, la viande mise en cause par les autorités sanitaires* [en ligne]. Voir : blog.l214.com/2016/02/17/.

89. L214, *op. cit.*

90. Post Facebook de Million Dollar Vegan France, le 13 décembre 2019.

91. Lucas Chedeville, Caroline Varon, « Les produits laitiers, les meilleurs amis des influenceurs », *Streetpress*, 7 juillet 2019.

92. Élise Desaulniers, *Vaches à lait, dix mythes de l'industrie laitière*, Éditions La plage, 2017.

93. Franz-Olivier Giesbert, *L'animal est une personne*, Fayard, 2014.

94. Sarah Finger, « Porcs, bovins, volaille, la vraie vie de la viande française dans l'élevage intensif », *Libération*, 4 juin 2018.

95. Une vache laitière produit aujourd'hui en moyenne 6 700 litres de lait par an, quatre fois plus qu'en 1945 et deux fois plus qu'en 1970, selon L214. L214, *La vie des vaches laitières*, rubrique « Enquête » [en ligne]. Voir : l214.com/la-vie-des-vaches-laitieres/.

96. Laurence Girard, « La consommation de lait ne cesse de baisser en France », *Le Monde*, 17 mai 2016.

97. Santé publique France, *Recommandations relatives à l'alimentation, à l'activité physique et à la sédentarité pour les adultes* [en ligne]. Voir : www.santepubliquefrance.fr/determinants-de-sante/nutrition-et-activite-physique/documents/rapport-synthese/recommandations-relatives-a-l-alimentation-a-l-activite-physique-et-a-la-sedentarite-pour-les-adultes/.

98. Karl Michaëlsson, Alicja Wolk, Sophie Langenskiöld, Samar Basu, Eva Warensjö Lemming, Håkan Melhus, Liisa Byberg, « Milk Intake and Risk of Mortality and Fractures in Women and Men: Cohort Studies » dans *The British Medical Journal Clinical Research*, octobre 2014.

99. Pour en apprendre plus sur Jérémie Mercier, vous pouvez consulter son site : www.jeremie-mercier.com/.

100. Greenpeace, *De la viande au menu tous les jours pour 7 écoliers sur 10*, rubrique « Campagnes » [en ligne]. Voir : www.greenpeace.fr/enquete-de-viande-jours-7-ecoliers-10/.

101. FranceAgriMer, *Étude de la consommation de fruits et de légumes frais par les enfants*, rubrique « Études et synthèses » [en ligne]. Voir : www.franceagrimer.fr/Bibliotheque/. Cette étude a été publiée le 14 décembre 2019.

102. Greenpeace, *Viande et produits laitiers : l'État laisserait-il les lobbies contrôler l'assiette de nos enfants ?*, rapport cité.

103. En 2016, le Gouvernement a mis fin à l'existence du GEM-RCN (Groupe d'Étude des Marchés, spécialisé dans les questions de Restauration Collective et Nutrition), très actif sur ces « recommandations nutritionnelles ». En dehors de tout cadre officiel, une partie des membres de ce groupe, baptisée « G-RCN », a décidé de poursuivre ses travaux et de publier en mars 2019 une « annexe aux recommandations de 2015 », un complément de la fiche sur les plats protidiques de 2015, explique Greenpeace.

104. Greenpeace, *Viande et produits laitiers : l'État laisserait-il les lobbies contrôler l'assiette de nos enfants ?*, rapport cité.

105. Économie.gouv.fr, *Le Programme National Nutrition Santé*, rubrique « Direction générale de la concurrence, de la consommation

et de la répression des fraudes » [en ligne]. Voir : www.economie.gouv.fr/dgccrf/.

106. Camille Mordelet, « Faut-il fermer les écoles à l'association L214 ? », *Ouest France*, 12 février 2019.

107. Association végétarienne de France, *Réponse à l'alerte d'Agnès Buzyn sur le véganisme* [en ligne]. Voir : www.vegetarisme.fr/reponse-agnes-buzyn-veganisme/.

108. Younès Bakir, « Le lobby du lait au congrès de pédiatrie 2019 », *Mediapart*, 23 juillet 2019.

109. Congrès de la Société française de pédiatrie, *Partenaires 2019* [en ligne]. Voir : www.congres-pediatrie.fr/partenaires-2019.

110. Les liens d'intérêts du Pr Tounian sont cités à la fin de ses articles : Anaïs Lemoine, Joseph Aroulandom, C. O'Neill, Julie Lemale, Patrick Tounian, « Les suspicions d'allergies au lait de vache non IgE-médiée sont rarement confirmées » dans *Nutrition clinique et métabolisme*, mars 2019, vol. 33 et Dr Isabelle Hoppenot, « Les bases de la diversification alimentaire » dans *Le Quoditien du médecin*, 3 juin 2014.

111. Laura Geerts, « McDonald's partenaire d'un congrès sur la… pédiatrie : le loup dans la bergerie ? », *La DH | Les sports+*, 7 juillet 2019.

112. Patrick Tounian, « Mode vegan : pourquoi il faut épargner les enfants », *Le Figaro Santé*, 31 octobre 2017.

113. Sandra Lösch, Negahnaz Moghaddam, Karl Grossschmidt, Daniele U. Risser, Fabian Kanz, « Stable Isotope and Trace Element Studies on Gladiators and Contemporary Romans from Ephesus (Turkey, 2nd and 3rd Ct. AD) – Implications for Differences in Diet » dans *PLoS One*, octobre 2014.

114. Évoqué dans *The Game Changers*, Netflix.

115. Organisation Mondiale de la Santé, *Carences en micronutriments*, rubrique « Nutrition » [en ligne]. Voir : www.who.int/nutrition/topics/ida/fr/.

116. Rachel Berry, Linda J. Harvey, Lee Hooper, Rachel Hurst *et al.*, « The Absorption of Iron From Whole Diets: A Systematic Review » dans *American Journal of Clinical Nutrition*, mai 2013.

117. Paul Appleby, Andrew W. Roddam, Naomi E. Allen, Tim Key « Comparative Fracture Risk in Vegetarians and Nonvegetarians in EPIC-Oxford » dans *European Journal of Clinical Nutrition*, 2007.

118. Association végétarienne de France, *Mon doc Nutrition – Le calcium*, rubrique « Nutrition et Santé – Documentation nutrition » [en ligne]. Voir : www.vegetarisme.fr/sante/documentation-nutrition/.

119. En 2008, quatre entreprises fournissaient la totalité de la B12 fabriquée industriellement sur Terre, soit 35 tonnes. Ces 35 tonnes représentaient environ six fois les besoins nutritionnels de l'humanité tout entière. À lire aussi : David Olivier, « Les animaux-emballages », *Cahiers antispécistes*, janvier 2012, n° 34.

120. Web-agri, *Additifs nutritionnels : de la vitamine B12 pour booster la production laitière*, rubrique « Élevage » [en ligne]. Voir : www.web-agri.fr/conduite-elevage/alimentation/article/de-la-vitamine-b-pour-booster-la-production-laitiere-1172-75563.html/.

121. Theodore M. Brasky, Emily White, Chi-Ling Chen, « Long-Term, Supplemental, One-Carbon Metabolism-Related Vitamin B Use in Relation to Lung Cander Risk in the Vitamins and Lifestyle (VITAL) Cohort » dans *Journal of Clinical Oncology*, août 2017.

122. Gilles Barnathan, « Sources connues et potentielles de DHA pour les besoins de l'homme » dans *OCL*, janvier-février 2007, vol. 14.

123. Lisa Brown, Bernard Rosner, Walter W. Willett, Frank M. Sacks, « Cholesterol-Lowering Effects of Dietary Fiber: A Meta-Analysis » dans *The American Journal of Clinical Nutrition*, janvier 1999, vol. 69.

124. Passeport santé, *Découvrez les lignanes bénéfiques contre le cancer du sein*, rubrique « Actualités » [en ligne]. Voir : www.passeportsante.net/fr/Actualites/Map/Index.aspx/.

125. Doctissimo, *Cholestérol – HDL*, rubrique « Santé » [en ligne]. Voir : www.doctissimo.fr/html/sante/analyses/ana_lipidique03.htm/.

126. Doctissimo, *Les bienfaits des graines de lin*, rubrique « Nutrition » [en ligne]. Voir : www.doctissimo.fr/nutrition/sante-dans-l-assiette/secrets-des-aliments-sante/proprietes-graines-lin/.

127. La thyroïde a une action régulatrice sur le système cardiaque, le cerveau, les muscles. Elle joue aussi sur l'humeur, contrôle le transit intestinal et la température corporelle.

128. Vegan pratique, *L'iode*, rubrique « Nutrition – Nutriments » [en ligne]. Voir : vegan-pratique.fr/conseils-nutrition-vegetalienne/iode/.

129. Antoine de Baecque, *Histoire des crétins des Alpes*, La Librairie Vuibert, 2018.

130. Mingyang Song, Teresa T. Fung, Frank B. Hu, Walter C. Willett, Valter D. Longo, Andrew T. Chan, Edward L. Giovannucci,

« Association of Animal and Plant Protein Intake With All-Cause and Cause-Specific Mortality » dans *Journal of the American Medical Association Internal Medicine*, août 2016.

131. Eatright, *Position of the Academy of Nutrition and Dietetics: Vegetarian Diets* [en ligne]. Voir : www.eatrightpro.org/-/media/eatrightpro-files/practice/position-and-practice-papers/position-papers/vegetarian-diet.pdf.

132. Pr Patrick Tounian, « Végétalisme chez l'enfant : une véritable maltraitance nutritionnelle », *Cholé-Doc*, septembre-octobre 2016, n° 152.

133. Vegan Health, *Real Vegan Children* [en ligne]. Voir : veganhealth.org/real-vegan-children/.

134. Eatright, *Feeding Vegetarian and Vegan Infants and Toddlers* [en ligne]. Voir : www.eatright.org/food/nutrition/vegetarian-and-special-diets/feeding-vegetarian-and-vegan-infants-and-toddlers/.

135. Ces apports, valables pour les enfants végans et non végans, sont issus de Sophie Cottarel, Marie Laforêt, Ophélie Veron, *Veggie Kids*, Éditions Alternatives, 2017.

136. Association végétarienne de France, *Périodes de la vie*, rubrique « Nutrition et Santé » [en ligne]. Voir : www.vegetarisme.fr/sante/periodes-vie/.

Vegan pratique, *Âge de la vie et sportifs*, rubrique « Fiches nutrition » [en ligne]. Voir : vegan-pratique.fr/info_nutrition/ages-de-la-vie/.

NHS, *Vegetarian and Vegan Babies and Children. Your Pregnancy and Baby Guide*, rubrique « Health A to Z ». Voir : www.nhs.uk/conditions/pregnancy-and-baby/vegetarian-vegan-children/.

137. Hélène Defossez, Lise Lebrun, Marcelle Cazelles, *Veggie en famille*, Éditions Leduc.s, 2018.

138. Vous pouvez trouver une liste de ces études dans Hélène Defossez, Lise Lebrun, Marcelle Cazelles, *op. cit.* Voir également une étude de grande ampleur réalisée auprès de 300 000 femmes chinoises : Wei Yuxia, Jun Lv, Yu Guo, Zheng Bian, Meng Gao *et al.*, « Soy Intake and Breast Cancer Risk: A Prospective Study of 300,000 Chinese Women and a Dose-Response Meta-Analysis » dans *European Journal of Epidemiology*, novembre 2019.

139. Cité dans *L'animal est une personne* de Franz-Olivier Giesbert, *op. cit.*

140. Rosa Rugani, Laura Fontanari, Eleonora Simoni, Lucia Regolin, Giorgio Vallortigara, « Arithmetic in Newborn Chicks » dans *Proceedings of the Royal Society B: Biological Science*, avril 2009. L214 résume cette

expérience sur son site Internet : « Peu de temps après la naissance les poussins savent compter jusqu'à cinq. Lorsqu'on cache, sous leurs yeux, des objets avec lesquels ils aiment jouer (en l'occurrence des capsules plastique de Kinder Surprise) derrière des panneaux opaques, les poussins se dirigent derrière le panneau contenant le plus d'objets. L'expérience a été reproduite avec des objets de tailles différentes (pour vérifier qu'ils dénombraient bien chaque élément). Dans une troisième expérience, on a déplacé plusieurs fois les capsules d'un écran à l'autre pour simuler des additions et des soustractions. Trois quarts des poussins ont réussi cet exercice de calcul mental et se sont dirigés vers le panneau derrière lequel se trouvaient le plus de capsules Kinder. Ces expériences montrent également que les poussins ont conscience qu'un objet continue d'exister lorsqu'il n'est plus dans leur champ visuel, compétence que les éthologues appellent « la permanence des objets », et que les humains développent aux alentours de douze mois. Les poussins perfectionnent cette compétence en explorant leur environnement, et, une fois qu'ils ont pris de l'assurance, en quittant le champ visuel de leur mère pendant des périodes de plus en plus longues. »

141. L214, *Intelligence et vie sociale des poissons*, rubrique « La vie des animaux – Poissons » [en ligne]. Voir : www.l214.com/poissons/intelligence-et-vie-sociale.

142. Donald M. Broom, Hilana Sena, Kiera L. Moynihan, « Pigs Learn What a Mirror Image Represents and Use it to Obtain Information » dans *Animal Behaviour*, novembre 2009, vol. 78.

143. Michael Mendl, Christine J. Nicol, « Learning and cognition » dans *The Ethology of Domestic Animals: An Introductory Text*, Per Jensen, 2009.

144. Alternative Vegan, *L'intelligence du cochon va vous surprendre*, rubrique « Newsletter » [en ligne]. Voir : alternative-vegan.com/intelligence-animale-cause-animale-intelligence-du-cochon/.

145. Réussir.fr, *Meat the Family : quand manger de la viande ou pas devient un sujet sensible d'une téléréalité anglaise* [en ligne]. Voir : www.reussir.fr/meat-family-quand-manger-de-la-viande-ou-pas-devient-le-sujet-sensible-dune-telerealite-anglaise/.

146. Peta France, *L'industrie du cuir*, rubrique « Nos campagnes – l'habillement » [en ligne]. Voir : petafrance.com/nos-campagnes/habillement/lindustrie-du-cuir/.

147. Politique et animaux, *Étude « Les animaux à fourrure »* [en ligne]. Voir : www.politique-animaux.fr/fichiers/les_animaux_a_fourrure_-_

yougov_pour_l214_-_2018.pdf. Cette étude a été réalisée par Yougov en février 2018 et commandée par L214.

148. Peta, *La barbarie du commerce de la fourrure*, rubrique « Nos compagnes – L'habillement » [en ligne]. Voir : www.petafrance.com/nos-campagnes/habillement/.

149. Mode sans fourrure, *Liste verte des marques sans fourrure*, rubrique « Listes-utiles » [en ligne]. Voir : www.mode-sans-fourrure.com/liste-verte/.

150. Le mérinos est le mouton le plus commun en Australie. Ce pays produit 30 % de la laine utilisée à l'échelle mondiale, soit plus de 100 millions de moutons. Voir : defenseanimale.com/le-mulesing-un-procede-douloureux-inflige-aux-moutons-australiens/.

151. Peta France, *Les animaux exploités pour la laine*, rubrique « Nos campagnes – l'habillement » [en ligne]. Voir : www.petafrance.com/nos-campagnes/habillement/les-animaux-exploites-pour-la-laine/. Concernant le supplice des moutons : Peta France, *Des moutons frappés, piétinés et coupés pour de la laine*, rubrique « Agir – Rejoignez le réseau militant de Peta » [en ligne]. Voir : secure.petafrance.com/page/36663/petition/1?locale=fr-FR/.

152. Peta France, *La cruauté du plumage à vif des oiseaux dans des élevages producteurs de duvet*, rubrique « Espace média » [en ligne]. Voir : www.petafrance.com/espace-media/la-cruaute-du-plumage-vif-des-oiseaux-dans-des-elevages-producteurs-de-duvet/.

153. H. Richard Carlson, R. E. Haight, « Evidence for a Home Site and Homing of Adult Yellowtail Rockfish, Sebastes flavidus » dans *Journal of the Fisheries Research Board Canada*, 1972, vol. 29.

154. John M. Green, « High Tide Movements and Homing Behaviour of the Tidepool Sculpin *Oligocottus Maculosus* » dans *Journal of the Fisheries Research Board Canada*, 1971, vol. 28.

155. Les pécheurs à la ligne ou au filet sont plus respectueux de l'environnement mais la France ne compte plus aujourd'hui que 12 000 pêcheurs contre 50 000 en 1950.

156. Viande.info, *La pêche*, rubrique « Pêche, aquaculture » [en ligne]. Voir : www.viande.info/la-peche/.

157. L214, *Prises accessoires, prises fantômes et surpêche*, rubrique « La vie des animaux – pêche » [en ligne]. Voir : www.l214.com/poissons/prises-accessoires-fantomes-surpeche/.

158. Novethic, *Plus d'un quart des poissons pêchés en France sont surexploités, cabillaud et bar en tête*, rubrique « News – Environnement » [en ligne]. Voir : www.novethic.fr/actualite/environnement/ressources-naturelles/.

159. L214, *Prises accessoires, prises fantômes et surpêche*, art. cit.

160. Des solutions existent pour éviter le broyage. La spectrométrie, notamment, permet de savoir avant l'éclosion si le poussin sera un mâle ou une femelle et donc de ne pas faire naître le poussin mâle. En France, la mise en place de la spectrométrie doit avoir lieu en 2021.

161. Planetoscope, *Production d'œufs en France* [en ligne]. Voir : www.planetoscope.com/agriculture-alimentation/1392-production-d-œufs-en-france.html.

162. Références dans l'ordre des maladies évoquées : Luc Djoussé, J. Michael Gaziano, Julie E. Buring, I-Min Lee, « Egg Consumption and Risk of Type 2 Diabetes in Men and Women » dans *Diabetes Care*, 2009.

Chunfang Qiu, Ihunnaya O. Frederick, Cuilin Zhang, Tanya K. Sorensen, Daniel Enquobahrie, Michelle A. Williams, « Risk of Gestational Diabetes Mellitus in Relation to Maternal Egg and Cholesterol Intake » dans *American Journal of Epidemiology*, février 2011.

Denise K. Houston, Frances A. Tylavsky, Stephen Kritchevsky *et al.*, « Dietary Fat and Cholesterol and Risk of Cardiovascular Disease in Older Adults: the Health ABC Study » dans *Nutrition, Metabolism and Cardiovascular Diseases*, juin 2011.

Victor W. Zhong, Linda Van Horn, Marilyn C. Cornelis *et al.*, « Associations of Dietary Cholesterol or Egg Consumption With Incident Cardiovascular Disease and Mortality » dans *The Journal of American Medical Association*, mars 2019.

163. Éric de La Chesnais, « Les apiculteurs mobilisés pour sauver leurs abeilles », *Le Figaro*, 7 juin 2018.

164. Minuit sur Terre, *Pourquoi les véganes ne mangent pas de miel ?* [en ligne]. Voir : minuitsurterre.com/pourquoi-les-veganes-ne-mangent-pas-de-miel/.

165. « Cet apiculteur de Loire-Atlantique a perdu le tiers de ses abeilles en 2017-2018 », *L'Éclaireur*, 8 février 2019.

166. « Des apiculteurs sauvent les essaims sauvages », *Ouest France*, 21 mars 2014.

167. Au XIXe siècle, les bêtes sauvages « importées des colonies » ont fait leur apparition dans les cirques. Ce n'est que dans la seconde

moitié du xxe siècle que sont apparus les premiers numéros de dressage et de domptage.

168. Opinion Way a réalisé une étude, à la demande de la SPA, de la Fondation Brigitte Bardot et de la Fondation Droit Animal, Éthique et Sciences sur ce sujet. Elle a été réalisée en ligne les 9 et 10 octobre 2019.

169. « Cirque : les animaux malades de la piste », *Paris Match*, 13 décembre 2019.

170. Samantha Cazebonne, *Proposition de loi visant à protéger les enfants de l'exposition à la violence exercée sur les animaux*, rubrique « À l'Assemblée – Proposition Protection Loi de l'Enfance » [en ligne]. Voir : www.samantha-cazebonne.com/ppl-protection-enfance.

171. SARIA Industries, *ESTENER : de la biomasse aux biocarburants de seconde génération*, rubrique « ESTENER » [en ligne]. Voir : www.saria.fr/fr/srfr/profil/saria-industries/estener/.

172. Foodwatch, *Panier de Yoplait 0 % au boeuf : la liste peu ragoûtante des animaux cachés dans nos aliments révélés par foodwatch*, rubrique « Communiqués de presse – 2018 » [en ligne]. Voir : www.foodwatch.org/fr/communiques-de-presse/2018/panier-de-yoplait-0-au-boeuf-la-liste-peu-ragoutante-des-animaux-caches-dans-nos-aliments-revelee-par-foodwatch/.

173. Émilie Torgemen, « Étiquettes alimentaires : "L'encre qui bave, les caractères trop petits, c'est exprès" », *Le Parisien*, 20 mai 2019.

174. Anne Dufour, Carole Garnier, *op. cit.*

175. Lorsque vous faites vos courses, vous pouvez également vérifier ces additifs sur le site Les-additifs-alimentaires, dans l'onglet « Additifs alimentaires végétaliens ».

176. Vegan-pratique, *Les animaux et les produits du quotidien*, rubrique « Conseils pratiques – vegan au quotidien » [en ligne]. Voir : vegan-pratique.fr/conseils-pratiques-vegan-pratique/. Dans cet article, on apprend que l'utilisation des « sous-produits » animaux est une pratique ancienne : « Dans un livre de 1666 traitant de recettes que l'on qualifierait aujourd'hui de "cosmétiques et bien-être", on retrouve, à côté des décoctions de plantes, des recettes vantant les mérites des bouillons d'yeux de veaux en tant que "gouttes pour renforcer la vue", ou encore une "eau de chair" en tant que lotion pour le visage à base de pieds de veaux, d'un "poulet écorché tout vif" et de "quatre petits chiens nés d'un jour ou deux". »

177. Bloom, *La Belle et la Bête, du requin dans nos crèmes beauté* [en ligne]. Voir : www.bloomassociation.org/wp-content/uploads/2015/03/EtudeSqualane.pdf. Cette étude a été réalisée en mars 2015.

178. Règlement (CE) n° 1223/2009, *Journal officiel de l'Union européenne*, L 42, 22 décembre 2009.

179. European Chemicals Agency (ECHA), *Les Essais sur les animaux dans le cadre de REACH*, rubrique « Législation – REACH » [en ligne]. Voir : echa.europa.eu/fr/animal-testing-under-reach/.

180. INCI beauty, *Ingrédients utilisés dans les cosmétiques*, rubrique « Ingrédients » [en ligne]. Voir : incibeauty.com/ingredients.

181. Marco Springmann, H. Charles J. Godfray, Mike Rayner, Peter Scarborough, « Analysis and Valuation of the Health and Climate Change Cobenefits of Dietary Change » dans *Proceedings of the National Academy of Sciences of the United States of America*, février 2019.

182. Christophe Levent, « Yann Arthus-Bertrand : "Il n'y a pas l'once d'une solution pour le climat" », *Le Parisien*, 9 décembre 2018.

Bibliographie

Pour les enfants et les ados

Florence Pinaud, Élodie Perrotin, *Pourquoi les végans ?*, Éditions du Ricochet, 2019

Katia Raffarin, *Au secours ! Mon ado est végétarien. Guide pratique à l'usage des parents bienveillants*, First éditions, 2019

Marie Laforêt, Ludovic Ringot, *Petit Végétarien gourmand*, Éditions Alternatives, 2013

Ophélie Véron, *Bébé veggie*, Éditions La Plage, 2016

Sophie Cottarel, Marie Laforêt, Ophélie Véron, V*eggie kids, guide pratique et gourmand pour les 6-12 ans*, Éditions Alternatives, 2017

Sur la consommation et la santé

Anne Dufour, Carole Garnier, *Ma bible de l'alimentation végétarienne, flexitarienne et végétalienne*, Éditions Leduc.s, 2018

Christophe Brusset, *Vous êtes fous d'avaler ça ! Un industriel de l'agroalimentaire dénonce*, Flammarion, 2015

Colin T. Campbell, Thomas M. Campbell, *L'Enquête Campbell*, Les Arènes, 2013

Hélène Defossez, Lise Lebrun, *Veggie en famille. Femme enceinte, bébé, enfant, adulte, senior : tous les secrets d'une vie healthy*, Éditions Leduc.s, 2018

Hélène Defossez, *Enceinte et végétarienne*, Terre vivante éditions, 2016

Garance Leureux, Jérôme Bernard-Pellet, *Comment manger moins de viande*, Éditions La Plage, 2013

Thierry Souccar, *Lait, mensonges et propagande*, Thierry Souccar éditions, 2008

Sur la place des animaux

Aymeric Caron, *No steak*, Fayard, 2013

Aymeric Caron, *Antispéciste*, Don Quichotte, 2016

Elanor Clarke, *The Little Book of Veganism*, Summersdale, 2015

Élise Desaulniers, *Vache à lait. Dix mythes de l'industrie laitière*, Éditions La Plage, 2019

Élodie Vieille Blanchard, *Révolution végane*, Dunod, 2018

Emmanuelle Pouydebat, *L'Intelligence animale. Cervelles d'oiseaux et mémoires d'éléphants*, Odile Jacob, 2017

Éthique & animaux L214, *Quand la faim ne justifie plus les moyens. En finir avec l'élevage intensif*, Les liens qui libèrent, 2019

Franz-Olivier Giesbert, *L'animal est une personne*, Fayard, 2014

Gandhi, *Du végétarisme*, Rivages Poche, 2018

Hugo Clément, *Comment j'ai arrêté de manger des animaux*, Seuil, 2019

Jonathan Safran Foer, *Faut-il manger les animaux ?*, Éditions de l'Olivier, 2011

Jonathan Safran Foer, *L'avenir de la planète commence dans notre assiette*, Éditions de l'Olivier, 2019

L214, Eyes on Animals, *La Face cachée de nos assiettes*, Robert Laffont, 2019

Martin Gibert, *Voir son steak comme un animal mort. Véganisme et psychologie morale*, Lux, 2015

Matthieu Richard, *Plaidoyer pour les animaux*, Allary Éditions, 2014

Mauricio Garcia Pereira, *Ma vie toute crue…*, Plon, 2018

Peter Singer, *La Libération animale*, Petite biblio Payot, 2012

Plutarque, *Manger la chair ? Traité sur les animaux*, Rivages poche, 2018

Sébastien Moro, Fanny Vaucher, *Les Paupières des poissons*, Éditions La Plage, 2018

Valéry Giroux, Renan Larue, *Le Véganisme*, Presses Universitaires de France, collection « Que sais-je ? », 2019

Yolaine de La Bigne, *Les Secrets de l'intelligence animale*, Larousse, 2018

Pour rire

Rosa B., *Insolente Veggie. Une végétalienne très très méchante*, Éditions La Plage, 2015, t. I

Rosa B., *L'antispécisme, c'est pas pour les chiens !*, Éditions La Plage, 2016, t. II

Rosa B., *Insolente Veggie. Mort à la viande !*, Éditions La Plage, 2017, t. III

Pour démarrer en cuisine

Caroline Pessin, *C'est décidé, je deviens vegan*, Hachette, 2017

Eva-Claire Pasquier, *Recettes gourmandes pour personnes sensibles. Sans gluten, sans lait, sans œufs, 100 % végétales*, Éditeur Guy Trédaniel, 2018

Jean-Philippe Cyr, *La Cuisine de Jean-Philippe. Ses 100 meilleures recettes véganes*, Éditions La Plage, 2018

Marie Laforêt, *Vegan pour débutant*, Éditions La Plage, 2017

Sébastien Kardinal, *Ma Petite Boucherie vegan*, Éditions La Plage, 2016

Les sites

30 Millions d'amis et Fondation Brigitte Bardot pour leurs campagnes de sensibilisation et leurs pétitions :
www.30millionsdamis.fr/ et www.fondationbrigittebardot.fr/

Alternative-vegan pour (tous) les bienfaits du véganisme :
alternative-vegan.com/

Antigone XX1, le blog de la célèbre chercheuse en sciences sociales Ophélie Véron, militante pour le droit des animaux et végane :
antigone21.com/

Association végétarienne de France, pour toutes ses fiches nutritionnelles :
www.vegetarisme.fr/

Greenpeace, pour en savoir plus sur l'impact environnemental de nos choix alimentaires :
www.greenpeace.fr

Le blog plein d'humour Insolente Veggie, de la dessinatrice et militante végane Rosa B.
www.insolente-veggie.com/

L214, le site de référence de Brigitte Gothière et Sébastien Arsac, qui ont rendu publique la souffrance animale en vidéo :
www.l214.com/

La Carotte masquée est un blog de réflexions animalistes ultra pertinent et à la portée de tous :
www.la-carotte-masquee.com/

Peta, pour suivre et soutenir les luttes de la célèbre association de protection animale et télécharger son guide du végan en herbe :
www.petafrance.com/

Politique et animaux, pour suivre l'action des politiques sur les animaux :
www.politique-animaux.fr/

Sea Shepherd est l'ONG de défense des océans la plus combattive du monde :
www.seashepherd.fr/

Vegan pratique, pour les recettes faciles et les conseils nutrition :
vegan-pratique.fr/

Végécantines, pour suivre la mise en place des menus végétariens dans les cantines scolaires :
www.vegecantines.fr/

V-label, pour vérifier si un produit est végétarien ou végan :
v-label.fr/

Les comptes Instagram

Au vert avec Lili, pour sa cuisine accessible :
www.instagram.com/auvertaveclili

Eva-Claire Pasquier, pour sa cuisine facile, végane et gluten free :
www.instagram.com/evaclairepasquier

Marie Laforêt, dont le compte Instagram est la référence de la cuisine végane :
www.instagram.com/marielaforetvegan/

Stéphanie Guillemette, pour ses jolies assiettes *healthy* et colorées :
www.instagram.com/stephanieguillemette/

Remerciements

Un grand merci au Dr Jérôme Bernard-Pellet pour son expertise, sa patience et à sa disponibilité, notamment lors de nos entretiens réalisés à l'été 2019 pendant les jours de canicule parisienne.

Merci à Mathieu Johann pour son enthousiasme contagieux, à Sabrina Arab et Alexane Lepoan. Ils ont tous épaulé et couvé ce projet de livre.

Merci à L214. Ses vidéos ont ouvert les yeux du public sur la souffrance animale. L'association répond toujours présente quand on la sollicite et ses enquêtes extrêmement sourcées sont une inspiration.

Merci à l'Association végétarienne de France et à son incroyable combat pour les menus végétariens dans les cantines.

Des bises à Maëlle Brun, Julia Freund et la team du 129 dont le soutien ne faillit jamais.

Une grosse pensée pour tous ces anonymes qui ne se reconnaissent pas dans la caricature facile que notre société fait des végans.

Composé et édité par HarperCollins France.

Achevé d'imprimer en mars 2020.

FIRMIN-DIDOT

à Mesnil-sur-l'Estrée (Eure)

Dépôt légal : avril 2020.

Pour limiter l'empreinte environnementale de ses livres, HarperCollins France s'engage à n'utiliser que du papier fabriqué à partir de bois provenant de forêts gérées durablement et de manière responsable.

Imprimé en France